С. ДУДНИЧЕНКО

САМЫЕ ИЗВЕСТНЫЕ ЦЕЛЕБНЫЕ ДЫХАТЕЛЬНЫЕ МЕТОДИКИ

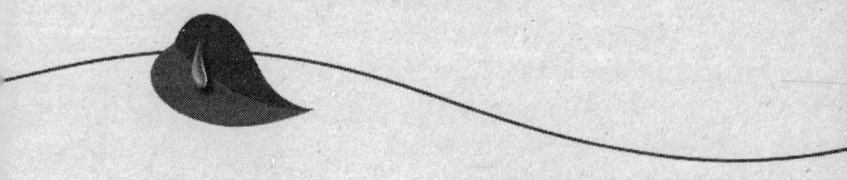

по Стрельниковой, Фролову, Ниши

МОСКВА
ЭКСМО
2007

УДК 613
ББК 51.204.0
С 17

Оформление *П. Ильина*

С 17 **Самые** известные целебные дыхательные методики: по Стрельниковой, Фролову, Ниши / Авт.-сост. С. Дудниченко. — М.: Эксмо, 2007. — 320 с.

ISBN 978-5-699-21392-4

Каждая клетка нашего организма требует большого количества кислорода. Снижение его поступления приводит к нарушениям деятельности клетки и организма в целом, вызывает усталость, плохое самочувствие и настроение. Поэтому правильное дыхание необычайно важно для нашего здоровья. В этой книге собраны лучшие целебные дыхательные методики (по Стрельниковой, Фролову, Ниши, «Бодифлекс» и др.), которые помогут вам избавиться от многих недугов, укрепить свое здоровье и вернуться к полноценной жизни. Ну а если вы еще не успели заработать никаких серьезных болезней, наша книга поможет вам никогда не узнать о неприятностях, которые с ними связаны.

УДК 613
ББК 51.204.0

ISBN 978-5-699-21392-4 © ООО «Издательство «Эксмо», 2007

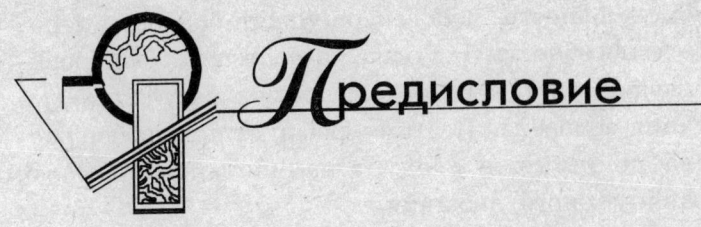 Предисловие

Каждая клетка организма требует большого количества кислорода. Снижение его поступления приводит к нарушениям деятельности клетки и организма в целом. Особенно чувствительны к этому клетки головного мозга. Недостаток кислорода вызывает усталость, плохое самочувствие и настроение. В настоящее время установлена взаимосвязь между дыханием и тонусом нервной системы. Оказывается, что при частом и поверхностном дыхании возбудимость нервных центров повышается, а при глубоком — наоборот, снижается. Количество вдохов и выдохов у людей с ослабленной нервной системой на 12% больше, чем у людей с сильной нервной системой.

При правильном дыхании организм в достаточной степени снабжается кислородом, освобождается от углекислоты и других летучих продуктов обмена, при этом повышаются циркуляция крови, обмен веществ, человек ощущает бодрость и работоспособность. Ни одна из восточных оздоровительных систем не обходится без регуляции дыхания человека. Поэтому любой отдых, любое расслабление тоже следует начинать с глубокого, равномерного дыхания.

Разработаны методики, обучающие людей с дыхательной недостаточностью задерживать дыхание для того, чтобы дать клеткам время для их полноценной работы. К сожалению, удается это далеко не каждому, потому что если человек не осознает смысла вспомогательного средства, он впадает в панику из страха задохнуться. В состоянии паники человек еще сильнее заглатывает воздух, ухудшая свое положение. Жизнедеятельность клеток, которую можно сравнить с горением, вынуждена из-за этого протекать в среде со все меньшим содержанием кислорода, образуется угарный газ, которым можно отравиться. У людей с нарушениями дыхания возникают симптомы, характерные для отравления угарным газом: головная боль (особенно в висках), головокружение, шум в ушах, ощущение удушья, слабость, тошнота, бледность кожи слизистых, потеря сознания, расширение зрачков, судороги, учащенное сердцебиение.

В такой ситуации рекомендуется ДЫШАТЬ ЖИВОТОМ. Делайте это каждый день хотя бы для профилактики. Это вам под силу даже в состоянии отчаяния — вы можете делать это так, как вам удобно в данный момент. Дышите в таком темпе и так глубоко, как хотите, но следите за тем, чтобы это делалось животом. Дыша таким образом, вы успокаиваетесь и можете замедлить дыхание вплоть до такого, какое бывает у абсолютно здорового человека.

Когда вы дышите животом, диафрагма движется вверх-вниз, и в такт ей движется живот, а не грудная клетка. Человек, задыхающийся под бременем стрессов, натужно дышит грудью и высоко поднимает плечи, словно желая сбросить тяжелый груз. Все дыхание происходит в верхней части тела, как будто нижней части нет вовсе. Если у вас возникнет какая угодно житейская проблема, постарайтесь в тот же миг сосредоточиться на своей диафрагме и следите за ее движением. При этом думайте примерно так: «Я сосредоточиваюсь, чтобы наблюдать за движением своей энергии. Моя проблема разрешается».

Дышать животом нужно следующим образом. Не поднимая плеч и грудной клетки, выпятите живот. При этом диафрагма прогибается вниз.

При максимальном втягивании живота происходит выдох. Следите за тем, как получается. Повторяйте до тех пор, пока не получится. Вначале следите только за движением живота и дыханием. Если у вас получается, подключите мысленную картину движения диафрагмы. Все это делайте в обычном для вас темпе дыхания.

Если такое дыхание дается вам уже без напряжения, попробуйте постепенно замедлить темп. Посвящая себя лечению какой-либо болезни, вы сможете дышать таким образом несколько часов подряд, удивляясь тому, что не ощущаете недостатка воздуха, делая 4—5 вдохов и выдохов в минуту вместо обычных 15—20. Чем серьезнее болезнь, тем больше времени потребуется для восстановления нормального дыхания. Вы должны отчетливо понимать, что результат зависит от вашей воли и терпения.

Если болен кто-то из ваших близких, вы можете помочь и ему. Для этого начните сами дышать по данной методике и комментируйте вслух свои действия. Опишите, диафрагма движется вниз, когда выпячиваете живот, и как она движется вверх, когда втягиваете живот. Стоит объяснить, что диафрагма одновременно массирует все органы грудной клетки и брюшной полости, улучшая кровоснабжение. То же самое можно объяснить и детям — в форме игры.

Не ждите выздоровления сию минуту. Дайте себе время.

Положительное воздействие различных ограничений дыхательного цикла на здоровье человека известно с глубокой древности. Еще Платон в своих записях отмечал пользу от задержки дыхания при некоторых заболеваниях. Хатха-йога также активно пропагандирует различные упражнения, препятствующие глубокому бесконтрольному дыханию, особенно через рот. Именно йогам приписывают знаменитую фразу: «Если ты дышишь ртом, то ешь носом». В середине XIX в. немец Лео Кофлер разрабатывает свою дыхательную систему, известную как система трехфазного дыхания. Огромное количество людей, дыша по правилу вдох — выдох — пауза, излечивалось от многих легочных заболеваний, в том числе и от такого смертельного в то время заболевания, как туберкулез. Ученики Кофлера разнесли его систему трехфазного дыхания по всему свету. Наша соотечественница О.Г. Лобанова, математик по образованию, лечилась в Германии по системе Кофлера от легочного заболевания. Выздоровела и всю свою дальнейшую жизнь посвятила пропаганде и распространению этой системы в России. Ее последователи и ученики несколько модернизировали систему Кофлера и успешно применяли дыхательную гимнастику не только для лечения легочных заболеваний, но и для правильной постановки голоса артистов и певцов.

В начале XX в. большой популярностью пользовалась дыхательная гимнастика датчанина И. Мюллера, в которой при замедленном вдохе и выдохе выполняются физические упражнения, причем в быстром темпе, не совпадающем с ритмом дыхания.

А.Н. Стрельникова в середине XX в. предложила свою парадоксальную дыхательную гимнастику. Особенность гимнастики А.Н. Стрельниковой заключается в том, что быстрый короткий вдох делается в тот момент, когда легкие находятся в наиболее сжатом состоянии, например во время сгибания туловища, что, по мнению А.Н. Стрельниковой, способствовало лучшей вентиляции легких. Трудно согласиться с тем, что ограничение дыхательного цикла может улучшить циркуляцию воздуха в легких, но в то время другого объяснения положительному воздействию гимнастики А.Н. Стрельниковой на здоровье не было.

В XX в. во многих странах мира большой популярностью пользовались самые различные способы ограничения дыхания. Американцы предлагали своим пациентам дышать через бумажный пакет. Заклеивали рот пластырем, заставляя тем самым своих пациентов дышать только носом, особенно во сне. Предлагались различные приборы, ограничивающие глубину дыхания и изменяющие газовый состав дыхательной смеси по сравнению с обычным воздухом, например, камера Стрелкова или аппарат Фролова и т. д. В 50–60-х гг. прошлого века врач К.П.Бутейко, автор изобретения «Способ волевой ликвидации глубокого дыхания, или способ ВЛГД», в результате научных исследований объяснил и показал, в чем смысл ограничения дыхательного цикла. Оказывается, ограничение дыхания ни в коем случае не уменьшает количество кислорода в артериальной крови, но способствует увеличению концентрации углекислого газа в ней же. А вот увеличение концентрации углекислого газа в крови приводит к появлению целого ряда положительных эффектов в организме человека, которые и отмечались во всех выше перечисленных дыхательных системах и гимнастиках.

В книге подробно описаны различные методики для того, чтобы читатель смог попробовать и выбрать что-либо нужное и подходящее для себя.

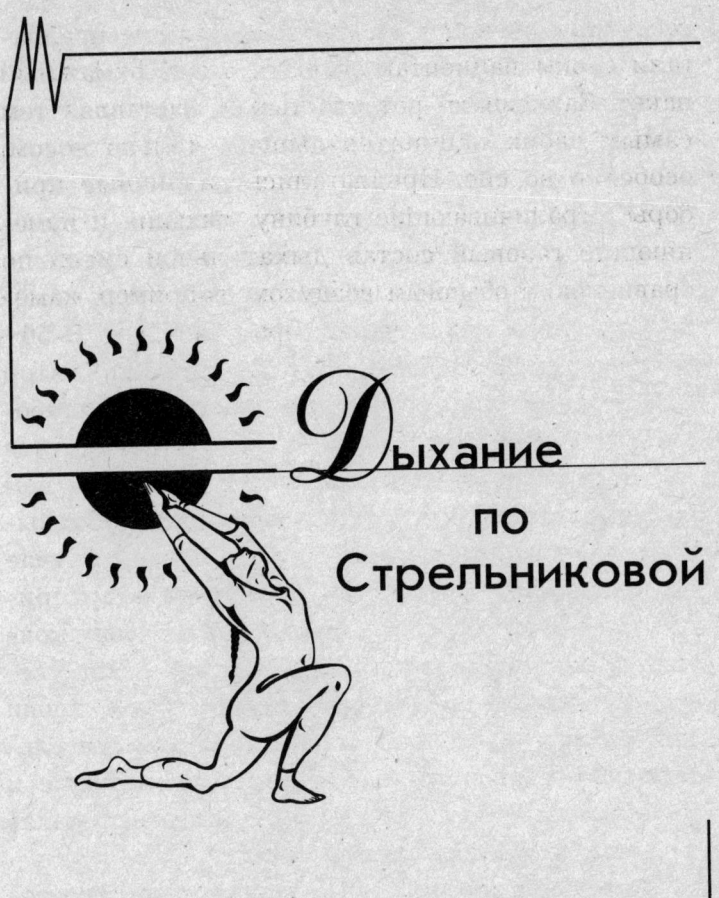

Дыхание
по
Стрельниковой

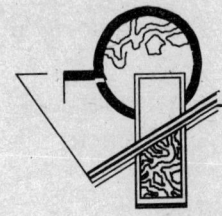

Нормальный обмен веществ в клетках организма человека является основой его здоровья и зависит в первую очередь от дыхания и состава газа, попадающего в организм. Необходимая концентрация углекислоты в клетках 6,5–7%, кислорода 1–2%. А в атмосферном воздухе их содержание, соответственно, 0,03 и 20%. Человеческий организм развивается в утробе матери в углекислой среде, получая норму кислорода и углекислоты через дыхание и альвеолярную систему легких матери. При рождении ребенка происходит резкая смена окружающей среды. Чтобы младенцу было легче адаптироваться к новым условиям, в старину детей туго пеленали, сдавливая грудную клетку, что задерживало дыхание и постепенно приучало его к кислороду. Чрезмерное удаление углекислоты при глубоком дыхании вызывает:

❖ возбуждение нервной системы и нарушение нервной деятельности. В результате — плохой сон, тревожные сновидения. И наоборот, действие некоторых снотворных ле-

карств связано с задержкой углекислоты в организме;
- изменение щелочно-кислой среды в лимфосистеме, пищеварительной, кровеносной системах;
- изменение активности ферментов;
- нарушение всех видов обмена веществ из-за изменения активности ферментов, вплоть до гибели организма.

При глубоком дыхании наш организм начинает защищаться от некомфортных для себя условий следующими способами.

Спазмами бронхов, сосудов гортани, по которым уходит углекислота.

Гипотонией — понижением давления, или наоборот, гипертонией как симптомом, указывающим на недостаточность кровотока в органах и на перегрузку сердечной мышцы.

Усилением продукции холестерина, который обволакивает ткани и мешает удалению углекислоты.

Усилением секреции — выделением мокроты, набуханием слизистой, насморком.

Кислородное голодание ведет к расширению вен.

Откуда же при ее дефиците в природе организм берет углекислоту? Как показывают исследования доктора Бутейко, богатая углекислым газом венозная кровь попадает в легкие, где углекислый газ растворяется в альвеолярном газе. Из альвеол газ поступает в артериальную кровь, где его содержание примерно 6,5%.

При дыхании важно не «вымыть» глубокими вдохом-выдохом (гипервентиляцией) углекислоту из легких, для чего и придумана парадоксальная гимнастика Стрельниковой. По словам самой Александры Николаевны, органы дыхания выполняют четыре функции, но люди плохо дышат и говорят, плохо кричат и поют не потому, что болеют, а болеют потому, что не умеют правильно все это делать. Поговорка «учиться петь — значит учиться дышать» привела Стрельникову к открытию парадоксального дыхания. Будучи в молодости певицей, она, рано потеряв певческий голос, стала искать способ восстановления и пришла к выводу: надо искать способ вдоха, который бы не допускал гипервентиляции легких.

По разным причинам нормальное физиологическое дыхание через нос нарушается. И чем дольше неправильное дыхание через рот, тем все более прочным становится этот навык, исключительно трудно поддающийся исправлению. В таких случаях требуются длительное время и упорная тренировка, направленная на «переучивание дыхания», чтобы восстановить нормальный физиологический навык дыхания через нос. А сделать это необходимо, потому что при дыхании ртом воздух, непосредственно поступая в лежащие ниже пути, не подвергается должной «биологической обработке» в приспособленной для этой цели сложной системе носовых пазух и примыкающих полостей. В результате воздух может поступать несоответствующей температуры, сухой (или, наоборот, излишне сырой), насыщенный пылью и микробами. Все это проникает в дыхательные пути. Неудивительно поэтому, что у людей с нарушенным носовым дыханием часто развиваются различные заболевания и негативные явления. Особенно чувствителен к недостатку кислорода детский организм — отсюда кислородное голодание, снижение аппетита, нарушение обмена веществ. И в результате — общие тяжелые расстройства здоровья и физического развития.

Основной функцией легких является обмен газов в легочных альвеолах. Чтобы его усилить, требуется нарушить так называемый альвеолярный барьер. Эту задачу и решают динамические дыхательные упражнения, разработанные Александрой Николаевной Стрельниковой. После нескольких коротких и резких вдохов носом, идущих на предельную глубину легких (при этом заполняются нижние широкие, а также спинные доли легких, и в легкие попадает в 3—4 раза больше воздуха), происходит усиленный газообмен в альвеолах, при этом его состав приближается к наружному, одновременно происходит активный обмен газами крови.

Дыхательные упражнения Стрельниковой тренируют прежде всего легочную ткань, диафрагму («дыхательный мускул»), мышцы гортани и носоглотки. Воздушная струя, проходя при пассивном выдохе (так называемом теплом выдохе) через гортань, колеблет голосовые связки, тем самым великолепно массирует их, заставляя во время фонации смыкаться на всем протяжении.

Динамические дыхательные упражнения сопровождаются движениями рук, туловища и ног (упражнения «Обними плечи», «Насос», «Шаги» и т. д.). Эти движения всегда соответствуют определенным фазам дыхания (вдохи делаются при движениях, сжимающих грудную клетку), и вскоре они сами по себе становятся тем условным раздражителем, который и вызывает соответствующие изменения в характере дыхания. Тренировка диафрагмы происходит в упражнениях «Насос», «Кошка», «Большой маятник», «Передний шаг». Знаменитый стрельниковский вдох на сжатии грудной клетки в упражнении «Обними плечи» — это своеобразная гимнастика для бронхиальной мускулатуры. Для полноценного дыхания важное значение имеет хорошее развитие трапециевидной, большой и малой грудных мышц, мышц шеи и другой добавочной мускулатуры, принимающей участие в акте дыхания.

Упражнения стрельниковской дыхательной гимнастики активно включают в работу все части тела: руки, ноги, голову, тазовый пояс, брюшной пресс, плечевой пояс и т. д. — и вызывают общую физиологическую реакцию всего организма. И так как в этой гимнастике все упражнения выполняются одновременно с коротким и резким вдохом через нос (при абсолютно пассивном выдохе), в результате усиливается внутреннее тканевое дыхание и повышается усвояемость кислорода тканями.

Тренируя резкий, короткий, активный вдох носом, дыхательная гимнастика Стрельниковой в кратчайшие сроки восстанавливает утраченное носовое дыхание. После двух-трех месяцев ежедневной тренировки по 10—15 минут утром и вечером у занимающегося вырабатывается новый динамический стереотип дыхания.

Советы начинающим

1. Думайте только о вдохе носом. Тренируйте только вдох. Вдох — предельно активный, шумный, резкий и короткий (как хлопок в ладоши).

Вы как бы шумно, на всю квартиру, нюхаете воздух. Специально плотно сжимать губы в момент вдоха нельзя, они смыкаются слегка, абсолютно свободно и естественно. Помогать вдоху мышцами лица (гримасничать) категорически запрещается! Запрещается также в момент вдоха поднимать нёбную занавеску, посылать воздух в глубь тела, выпячивая при этом живот. Не думайте о том, куда идёт воздух, думайте только о том, что вы шумно и коротко (как хлопок в ладоши) нюхаете воздух. Плечи и грудная клетка в акте дыхания не участвуют. Если в момент вдоха у вас плечи всё-таки поднимаются, а грудь выпячивается, встаньте перед зеркалом и, делая подряд по 4 шумных, коротких вдоха носом в упражнении «Ладошки», постарайтесь насильственно удерживать плечи в спокойном состоянии.

2. Не задерживайте и не выталкивайте выдох. Выдох — абсолютно пассивный, не видный и не слышный, желательно через рот. Шумного выдоха не должно быть!

У некоторых выполняющих упражнения людей всё время плотно сомкнуты губы, поэтому выдох тоже совершается через нос. Здесь нет большой ошибки. Другие, наоборот, всё время напряжённо держат слегка приоткрытым рот (вдох делается носом, но со слегка приоткрытым ртом). Это ошибка. Губы в момент вдоха смыкаются слегка, абсолютно свободно и естественно. После короткого, шумного вдоха носом губы (опять-таки сами, без нашей помощи) слегка разжимаются — и выдох совершается самостоятельно через рот.

3. Вдох делается одновременно с движениями. В стрельниковской дыхательной гимнастике нет вдоха без движения, а движения — без вдоха.

Координацию вдохов и движений необходимо рассматривать для каждого упражнения отдельно. Очень важным общим принципом в координации дыхания и движений является совпадение фаз расслабления дыхательной мускулатуры (пассивный выдох) и релаксации мышц туловища и конечностей, принимающих участие в движениях.

4. Все вдохи-движения стрельниковской гимнастики делаются в темпе и ритме строевого шага. Строевой шаг — 110—120 шагов в минуту: «левой-правой...», «вдох-выдох...». То есть темп выполнения упражнений — 55—60 вдохов-движений в минуту, или 1 вдох-движение в секунду. При этом норматив 1200 вдохов-движений за одно занятие выполняется с учетом пауз между упражнениями за 30 минут.

5. Счет в стрельниковской дыхательной гимнастике — только на 8, считать мысленно, не вслух. Если сбиваетесь, с каждой «восьмеркой» откладывайте спички (12 спичек). Каждое упражнение нужно делать 12 раз по 8 вдохов-движений (норма 96 вдохов-движений, или «стрельниковская сотня»), отдыхая 3—5 секунд после каждой «восьмерки».

При хорошей тренировке (обычно через месяц после начала занятий) можно в каждом упражнении делать уже не по 8 вдохов-движений подряд, а по 16 или по 32 без остановки. Затем пауза 3—5 секунд (можно отдыхать до 10 секунд) и снова 16 или 32 вдоха-движения. Итак, в каждом упражнении нужно делать по 96 (3 раза по 32) вдохов-движений.

Если вы уже делаете упражнение не с 8, а с 32 вдохами-движениями, то все равно мысленно отсчитывайте восемь. Чисел 9, 10, ... 15, 16, ... 31, 32 в стрельниковской гимнастике нет.

Стрельниковская методика счета является своеобразной мантрой. Можно предложить следующую модификацию счета, автоматически обеспечивающую требуемый ритм, простоту привыкания к счету до 8 и являющуюся уже и по форме мантрой: «И — раз, и — два, и — три, и — четыре, и — пять, и — шесть, и — семь, и — восемь».

Мантра произносится про себя. Одновременно с «и» делается шумный вдох, а одновременно с цифрой — бесшумный выдох.

Выполнять подряд 96 вдохов-движений не рекомендуется. Есть опасность «зарваться», и тогда вам стрельниковская гимнастика перестанет помогать.

6. Осваивать стрельниковскую дыхательную гимнастику нужно постепенно. На первом занятии изучаются первые три упражнения комплекса. Каждый последующий день добавляется по одному новому упражнению.

7. Делайте за один урок весь комплекс (а не несколько «сотен» одного какого-то упражнения). Занимайтесь утром (30 минут) и вечером (30 минут): утром — до еды и вечером — либо до еды, либо через час-полтора после. Людям, страдаю-

щим гастритами, колитами, язвой желудка и двенадцатиперстной кишки, рекомендуется делать стрельниковскую гимнастику только до еды.

8. Если у вас мало времени, сделайте весь комплекс нашей гимнастики не по три «тридцатки» (96 — «сотня»), а по одной (32 вдоха-движения) каждого упражнения, начиная с «Ладошек» и заканчивая «Шагами». На это уйдет 5—6 минут.

9. Стрельниковской гимнастикой можно заниматься и детям (с 3—4 лет), и глубоким старикам. Возраст не ограничен. Ее можно делать стоя, сидя, а в тяжелом состоянии — даже лежа!

10. В среднем нужен месяц ежедневных занятий два раза в день, чтобы почувствовать лечебный эффект при любом заболевании. При плохом самочувствии делайте стрельниковскую дыхательную гимнастику несколько раз в день. И вам станет легче.

11. Рекомендуется никогда не бросать дыхательную гимнастику. Занимайтесь всю жизнь, хотя бы один раз в день (30 или хотя бы 15 минут), и вам могут не понадобиться лекарства! Эта гимнастика может быть и лечебной, и профилактической.

12. Старательно и регулярно выполняйте упражнения. Осваивая основной комплекс дыхательной гимнастики, обязательно имейте в виду рекомендации, касающиеся того заболевания, которым вы страдаете. Это поможет избежать побочных явлений и добиться наибольшего эффекта.

О Упражнение 1. «Ладошки»

Исходное положение: станьте прямо, согните руки в локтях (локти вниз) и «покажите ладони зрителю» — «поза экстрасенса».

Делайте шумные, короткие, ритмичные вдохи носом и одновременно сжимайте ладони в кулаки (хватательные движения). Подряд сделайте 4 резких, ритмичных вдоха носом (то есть «шмыгните» 4 раза). Затем руки опустите и отдохните 3–4 секунды — пауза.

Сделайте еще 4 коротких, шумных вдоха и снова пауза.

Норма: «прошмыгайте» носом 24 раза по 4 вдоха. Упражнение «Ладошки» можно делать стоя, сидя и лежа.

Помните! Активный вдох носом — абсолютно пассивный, неслышный выдох через рот.

В начале урока возможно легкое головокружение. Не пугайтесь: оно пройдет к концу урока. Если головокружение сильное, сядьте и проделайте весь урок сидя, делая паузы после каждых 4 вдохов-движений (отдыхать можно не 3–4 секунды, а от 5 до 10 секунд).

Упражнение 2. «Погончики»

Исходное положение: станьте прямо, кисти рук сожмите в кулаки и прижмите к животу на уровне пояса.

В момент вдоха резко толкайте кулаки вниз к полу, как бы отжимаясь от него (плечи напряжены, руки прямые, тянутся к полу). Затем кисти рук возвращаются в исходное положение на уровень пояса. Плечи расслаблены — выдох «ушел». Выше пояса кисти рук не поднимайте.

Сделайте подряд уже не 4 вдоха-движения, а 8. Затем отдых 3–4 секунды и снова 8 вдохов-движений.

Норма: 12 раз по 8 вдохов-движений.

Упражнение «Погончики» можно делать стоя, сидя и лежа.

○ Упражнение 3. «Насос»

Исходное положение: станьте прямо, ноги чуть уже ширины плеч, руки вдоль туловища (основная стойка).

Сделайте легкий поклон (руками тянуться к полу, но не касаться его) и одновременно — шумный и короткий вдох носом во второй половине поклона. Вдох должен кончиться вместе с поклоном. Слегка приподняться (но не выпрямляться), и снова — поклон и короткий шумный вдох «с пола». Возьмите в руки свернутую газету или палочку и представьте, что накачиваете шину автомобиля. Поклоны вперед делаются ритмично и легко, низко не кланяйтесь, достаточно поклона в пояс. Спина круглая (а не прямая), голова опущена.

«Накачивать шину» нужно в темпе и ритме строевого шага.

Норма: 12 раз по 8 вдохов-движений.

Упражнение «Насос» можно делать стоя и сидя.

Ограничения: при травмах головы и позвоночника, при многолетних радикулитах и остеохондрозах; при повышенном артериальном, внутричерепном и внутриглазном давлении; при камнях в печени, почках и мочевом пузыре не кланяйтесь низко. Поклон делается едва заметно, но обязательно с шумным и коротким вдохом через нос. Выдох делается после каждого вдоха пассивно через рот, но не открывайте его широко.

Упражнение «Насос» очень результативное, часто останавливает приступы бронхиальной астмы, сердечный и приступ печени.

⚪ Упражнение 4. «Кошка»

Исходное положение: станьте прямо, ноги чуть уже ширины плеч (ступни ног в упражнении не должны отрываться от пола).

Сделайте танцевальное приседание и одновременно поворот туловища вправо — резкий, короткий вдох. Затем такое же приседание с поворотом влево и тоже короткий, шумный вдох носом. Вправо — влево, вдох справа — вдох слева. Выдохи происходят между вдохами сами, непроизвольно. Колени слегка сгибайте и выпрямляйте (приседание легкое, пружинистое, глубоко не приседать). Руками делайте хватательные движения справа и слева на уровне пояса. Спина абсолютно прямая, поворот — только в талии.

Норма: 12 раз по 8 вдохов-движений.

Упражнение «Кошка» можно делать также сидя на стуле и лежа в постели (в тяжелом состоянии).

⚪ Упражнение 5. «Обними плечи»

Исходное положение: станьте, руки согнуты в локтях и подняты на уровень плеч.

Бросайте руки навстречу друг другу до отказа, как бы обнимая себя за плечи. И одновременно с каждым «объятием» резко «шмыгайте» носом. Руки в момент «объятия» идут параллельно друг другу (а не крест-накрест), ни в коем случае их не менять (при этом все равно, какая рука сверху — правая или левая); широко в стороны не разводить и не напрягать. Освоив это упражнение, можно в момент встречного движения рук слегка откидывать голову назад (вдох с потолка).

Норма: 12 раз по 8 вдохов-движений.

Упражнение «Обними плечи» можно делать также сидя и лежа.

Ограничения: сердечникам с ишемической болезнью сердца, врожденными пороками, перенесенным инфарктом в первую неделю тренировок не делать упражнение «Обними плечи». Начинать его нужно со второй недели вместе с другими упражнениями стрельниковской гимнастики. В тяжелом состоянии нужно делать подряд не по 8 вдохов-движений, а по 4 вдоха-движения или даже по 2, затем отдых 3—5 секунд и снова 2 или 4 вдоха-движения.

Женщинам, начиная с шестого месяца беременности, в упражнении «Обними плечи» голову назад не откидывать, выполнять упражнение только руками, стоя ровно и смотря прямо перед собой.

○ Упражнение 6. «Большой маятник»

Исходное положение: станьте прямо, ноги чуть уже ширины плеч.

Наклон вперед, руки тянутся к полу — вдох. И сразу без остановки (слегка прогнувшись в пояснице) наклон назад — руки обнимают плечи. И тоже вдох. Кланяйтесь вперед — откидывайтесь назад, вдох «с пола» — вдох «с потолка». Выдох происходит в промежутке между вдохами сам, не задерживайте и не выталкивайте выдох!

Норма: 12 раз по 8 вдохов-движений.

Упражнение «Большой маятник» можно делать также сидя.

Ограничения: при остеохондрозе, травмах позвоночника и смещениях межпозвонковых дисков упражнение «Большой маятник» делайте, ограничивая движения: слегка кланяясь вперед и почти не прогибаясь при наклоне назад.

Только хорошо освоив первые шесть упражнений комплекса, можно переходить к остальным. Добавляйте каждый день по одному упражнению из второй половины комплекса, пока не освоите все основные упражнения.

O Упражнение 7. «Повороты головы»

Исходное положение: станьте прямо, ноги чуть уже ширины плеч.

Поверните голову вправо — сделайте шумный, короткий вдох носом с правой стороны. Затем поверните голову влево — «шмыгните» носом с левой стороны. Вдох справа — вдох слева. Посередине голову не останавливать, шею не напрягать, вдох не тянуть!

Помните! Выдох должен совершаться после каждого вдоха самостоятельно, через рот.

Норма: 12 раз по 8 вдохов-движений.

O Упражнение 8. «Ушки»

Исходное положение: станьте прямо, ноги чуть уже ширины плеч.

Слегка наклоните голову вправо, правое ухо идет к правому плечу — шумный, короткий вдох носом. Затем слегка наклоните голову влево, левое ухо идет к левому плечу — тоже вдох. Чуть-чуть покачайте головой, как будто кому-то мысленно говорите: «Ай-ай-ай! Как не стыдно!» Смотреть нужно прямо перед собой. (Это упражнение напоминает «китайского болванчика».)

Вдохи делаются одновременно с движениями. Выдох должен происходить после каждого вдоха (не открывайте широко рот!).

Норма: 12 раз по 8 вдохов-движений.

О Упражнение 9. «Маятник головой»

Исходное положение: станьте прямо, ноги чуть уже ширины плеч.

Опустите голову вниз (посмотрите на пол) — резкий, короткий вдох. Поднимите голову вверх (посмотрите на потолок) — тоже вдох. Вниз—вверх, вдох «с пола» — вдох «с потолка». Выдох должен успевать «уходить» после каждого вдоха. Не задерживайте и не выталкивайте выдохи (они должны уходить либо через рот, но не видно и не слышно, либо в крайнем случае — тоже через нос).

Норма: 12 раз по 8 вдохов-движений.

Ограничения: при травмах головы, вегетососудистой дистонии, эпилепсии; при повышенном артериальном, внутричерепном и внутриглазном давлении; остеохондрозе шейно-грудного отдела позвоночника не делайте резких движений головой в упражнениях «Повороты головы», «Ушки» и «Маятник головой». Поворачивайте голову чуть-чуть, но обязательно шумно «шмыгайте» носом.

Делайте эти упражнения сидя, а «Повороты головы» и «Ушки» можно даже лёжа.

○ Упражнение 10. «Перекаты»

Исходное положение: станьте левая нога впереди, правая сзади. Вся тяжесть тела на левой ноге. Нога прямая, корпус — тоже. Правая нога согнута в колене и отставлена назад на носок, чтобы не потерять равновесие (но на нее не опираться).

Выполните легкое танцевальное приседание на левой ноге (нога в колене слегка сгибается), одновременно делая короткий вдох носом (после приседания левая нога мгновенно выпрямляется). Затем сразу же перенесите тяжесть тела на отставленную назад правую ногу (корпус прямой) и тоже на ней присядьте, одновременно резко «шмыгая» носом (левая нога в этот момент впереди на носке для поддержания равновесия, согнута в колене, но на нее не опираться). Снова перенесите тяжесть тела на стоящую впереди левую ногу. Вперед — назад, приседание — приседание, вдох — вдох.

Помните: 1) приседание и вдох делаются строго одновременно, 2) вся тяжесть тела только на той ноге, на которой слегка приседаем; 3) после каждого приседания нога мгновенно выпрямляется, и только после этого идет перенос тяжести тела (перекат) на другую ногу. Норма: 12 раз по 8 вдохов-движений.

Теперь поменяйте положение ног: станьте правая нога впереди, левая — сзади.

Повторите упражнение с другой ноги.

Упражнение «Перекаты» можно делать только стоя.

○ Упражнение 11. «Шаги»

А. «Передний шаг»

Исходное положение: станьте прямо, ноги чуть уже ширины плеч.

Поднимите левую ногу, согнутую в колене, вверх, до уровня живота (от колена нога прямая, носок тянуть вниз, как в балете). На правой ноге в этот момент делайте легкое танцевальное приседание и короткий, шумный вдох носом. После приседания обе ноги должны обязательно на одно мгновение принять исходное положение. Поднимите вверх правую ногу, согнутую в колене, на левой слегка приседайте и шумно «шмыгайте» носом (левое колено вверх — исходное положение, правое колено вверх — исходное положение). Нужно обязательно слегка присесть, тогда другая нога, согнутая в колене, легко поднимется вверх до уровня живота. Корпус прямой.

Можно одновременно с каждым приседанием и поднятием согнутого колена вверх делать легкое встречное движение кистей рук на уровне пояса. Упражнение «Передний шаг» напоминает танец рок-н-ролл.

Выдох должен совершаться после каждого вдоха самостоятельно (пассивно), желательно через рот.

Норма: 8 раз по 8 вдохов-движений.

Упражнение «Передний шаг» можно делать стоя, сидя и даже лёжа.

Ограничения: при заболеваниях сердечно-сосудистой системы (ишемическая болезнь сердца, врожденные пороки, перенесенный инфаркт) не рекомендуется высоко (до уровня живота) поднимать ноги. При травмах ног и тромбофлебите это упражнение выполнять только сидя и даже лёжа (на спине), очень осторожно, чуть-чуть поднимая колено вверх при шумном вдохе. Пауза (отдых) — 3—4 секунды после каждых 8 вдохов-движений, можно продлить ее до 10 секунд. При тромбофлебите обязательно проконсультируйтесь с хирургом! При мочекаменной болезни и при беременности (начиная с 6-го месяца) в упражнении «Передний шаг» высоко колени не поднимать!

Б. «Задний шаг»

Исходное положение — то же.

Отведите левую ногу, согнутую в колене, назад, как бы хлопая себя пяткой по ягодицам. На правой ноге в этот момент слегка присядьте и шумно «шмыгните» носом. Затем обе ноги на одно мгновение верните в исходное положение — выдох сделан. После этого отводите назад согнутую в колене правую ногу, а на левой делайте легкое танцевальное приседание.

Это упражнение делается только стоя.

Вдохи и движения в нашей гимнастике делаются строго одновременно.

Норма: 4 раза по 8 вдохов-движений.

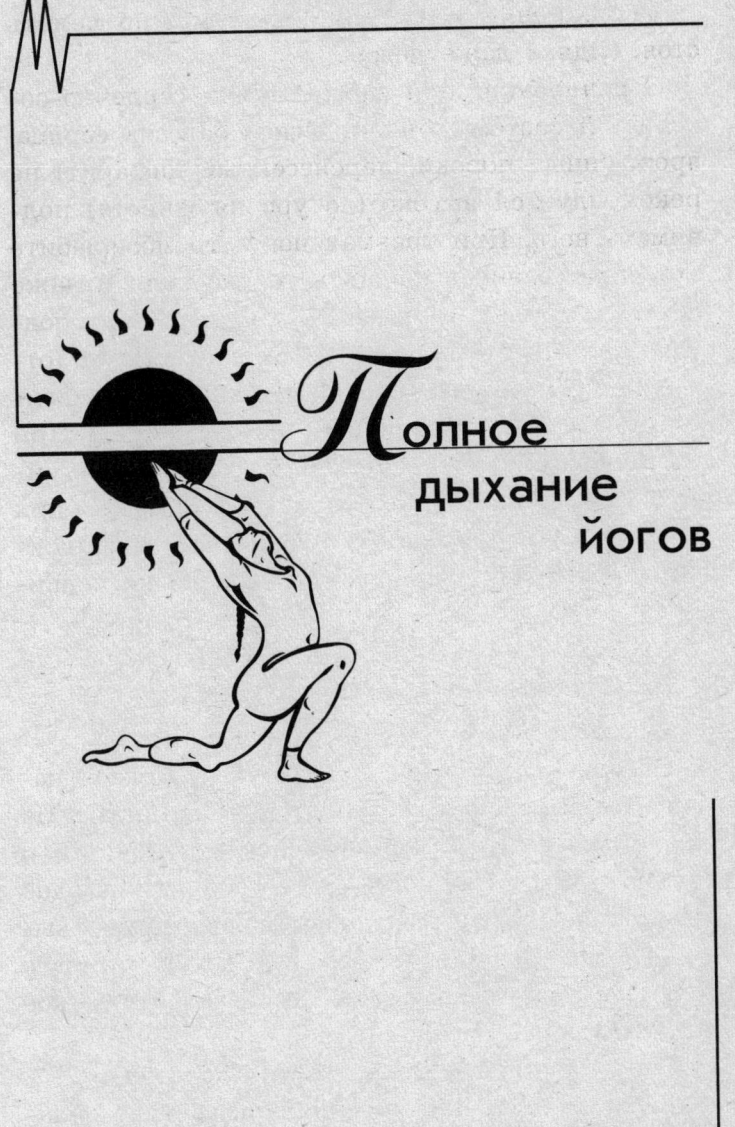

Полное дыхание йогов

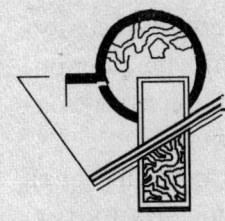

Полное дыхание йогов соединяет в себе все хорошие стороны верхнего, среднего и нижнего дыхания, не имея их недостатков. Оно приводит в движение весь дыхательный аппарат легких, каждую их клеточку, каждый мускул дыхательной системы. Максимум пользы получается при минимуме затраченной энергии. Грудная полость расширяется во всех направлениях, и каждая часть ее дыхательного механизма работает в полную меру своей возможности. Одна из важнейших особенностей этого способа дыхания та, что все мускулы дыхательного аппарата находятся в действии, тогда как при других формах дыхания часть мускулов совершенно не двигается. При полном дыхании одновременно действуют все мускулы верхней, средней и нижней частей груди и диафрагмы, что дает наилучшие результаты. Полное дыхание вовсе не означает полного наполнения легких воздухом при каждом вдыхании. Можно вдыхать среднее количество воздуха, следуя способу полного дыхания, но распределять это большое или малое количество воздуха правильно по всему объему легких.

Надо сказать, что полное дыхание не есть нечто искусственное и ненормальное. Напротив, это прямое возвращение к Природе. Близкий к природе дикарь или первобытный человек и здоровый ребенок цивилизованных народов дышат именно так — полным дыханием. Но цивилизованный человек, привыкая к ненормальному образу жизни, ненормальной одежде, ненормальной пище, теряет нормальное полное дыхание. Следующее простое упражнение поможет вам понять, что такое полное дыхание.

Втягивая воздух через ноздри, делайте медленное вдыхание, наполняя нижнюю часть легких, что достигается действием диафрагмы, которая, опускаясь, нажимает мягко на брюшную полость. Заставляя выдвинуться вперед переднюю стенку живота, наполняйте воздухом среднюю часть легких, раздвигая нижние (ложные) ребра, грудную кость и всю грудную клетку.

Затем наполните воздухом верхнюю часть легких, расширяя верх груди и раздвигая верхние шесть пар ребер.

В заключение втяните внутрь нижнюю часть живота, что даст опору легким и позволит наполнить воздухом и самую верхнюю часть.

На первый взгляд вам может показаться, что дыхание это состоит из трех раздельных движений. Это, однако, неверно. Вдыхание идет одним движением, которым поднимается в указанной последовательности вся грудь, от опускаемой диафрагмы до самых верхних ребер и ключиц. Избегайте толчков в дыхании и старайтесь делать его плавным, медленным движением. Вы должны приучить себя делать полное вдыхание в течение 2 секунд. Сделав вдох, задержите дыхание на несколько секунд. Затем медленно выдыхайте, держа грудь по-прежнему расправленной и отпуская понемногу живот, по мере того как воздух выходит из легких. Когда воздух выйдет из легких весь, отпустите напряжение груди и живота. Небольшая практика сделает для вас все это движение легким, и, усвоенное однажды, далее оно сделается уже автоматическим.

При таком способе дыхания все части дыхательного аппарата приводятся в движение, и упражняются все части легких вплоть до самых отдаленных их клеток. Грудная клетка расширяется во всех направлениях. Вы должны заметить, что полное дыхание есть действительно соединение нижнего, среднего и верхнего дыхания, следующих быстро одно за другим так, что образуется одно общее, целостное, полное дыхание. Усвоив полное дыхание, вы уже не захотите возвращаться к вашему нынешнему дыханию.

Такое дыхание очень сильно улучшает качество крови, зависящее от того, насколько она насыщена кислородом, очищает кровь от отбросов и восстанавливает надлежащий ее состав. Так как весь организм, все его части и органы зависят в своем питании от крови, то нечистая кровь плохо действует на весь организм. И прекрасным средством от отравления организма плохой кровью является полное дыхание йогов.

У йогов широко распространено несколько видов полного дыхания, применяющихся для разных целей. Вот некоторые из них.

○ Упражнение

«Оживляющее дыхание йогов»

Это упражнение возвращает силы усталому человеку. Цель его — улучшить деятельность нервной системы, развить нервную силу, наполнить организм жизненной энергией.

Исходное положение: встать прямо, вдохнуть полным дыханием и задержать его.

Вытяните руки вперед, ослабив насколько возможно их мускулы и оставляя в них лишь такое количество напряжения, чтобы держать их в вытянутом положении.

Медленно согните руки, подтягивая кулаки к плечам, постепенно сжимая мускулы и вкладывая в них силу таким образом, чтобы кулаки были крепко сжаты и в мышцах рук чувствовалась дрожь.

По-прежнему держа мускулы напряженными, медленно раскрыть сжатые кулаки и затем быстро сжать их.

Повторите это движение несколько раз. Сильно выдохните воздух через рот. Проделайте очистительное дыхание.

Энергетическое дыхание Ниши

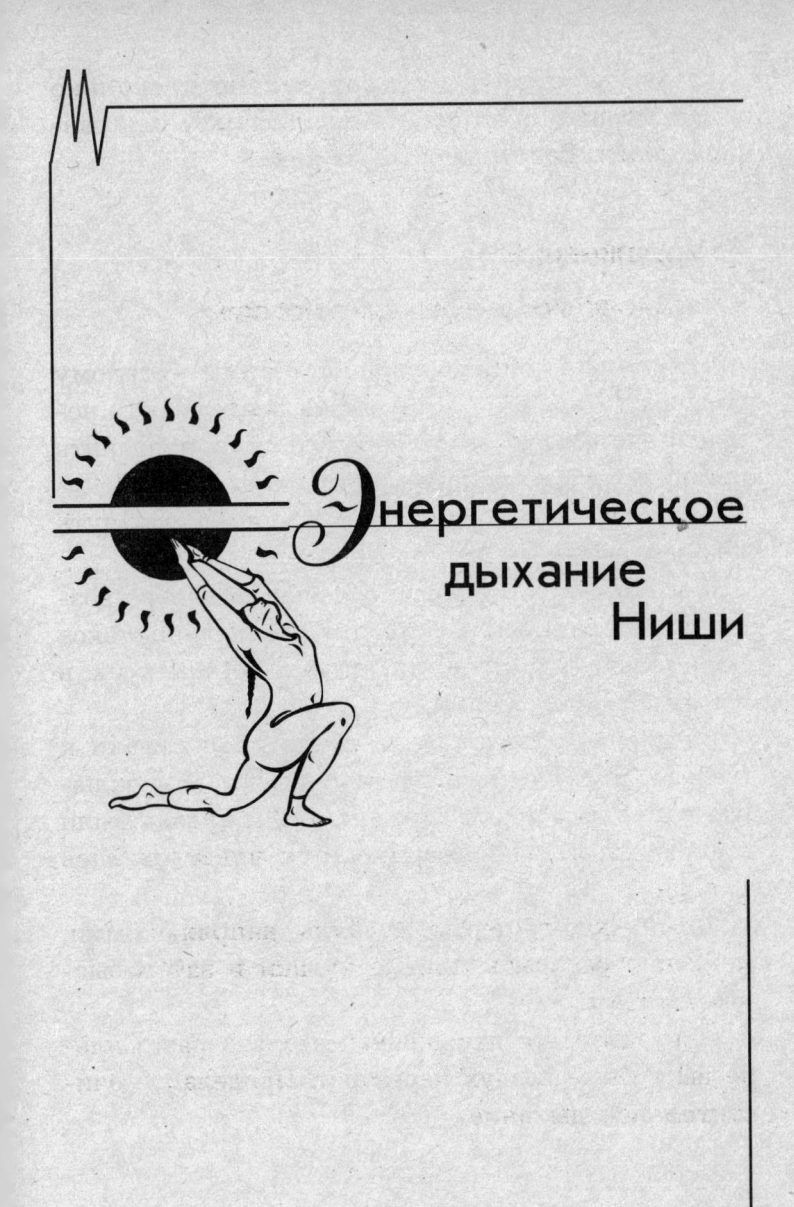

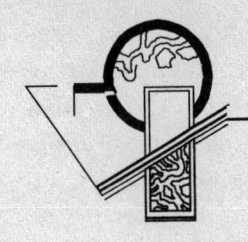

Знаменитый японский ученый Кацудзо Ниши создавал свою систему здоровья на протяжении десятилетий. На своем примере он пришел к выводу, что невозможно излечиться от какой-то конкретной болезни. Для того, чтобы быть здоровым, нужно проводить комплексное оздоровление, в котором огромное место отводится правильному дыханию.

Кислород — вот самый мощный носитель жизненной силы. Кислород так необходим нашему организму именно потому, что он несет с собой энергию, жизненную силу, без которой нет жизни и здоровья. Более 90% всей энергии, необходимой нашему организму, мы получаем именно из кислорода! Именно кислород — та составная часть воздуха, которая более всего насыщена энергией («ки»), жизненной силой (или праной).

Кислород — поистине чудодейственный элемент. Кислород, если мы получаем его в нормальных, необходимых, незаниженных дозах, — это лучшее лекарство от головной боли, нервных расстройств, переутомления, сильной усталости, несварения желудка, болей в мышцах, пониженного зрения и слуха и многих других болезней.

Беда в том, что современный человек не получает кислорода в достаточных количествах. Причина первая: загрязнение воздуха в городах, душные помещения, в которых очень многим людям приходится проводить так много времени. Причина вторая: неумение правильно дышать — привычка к дыханию, когда легкие работают не в полную силу, получают заниженный объем воздуха, в результате чего в организме образуется недостаток кислорода, к тому же даже это малое количество кислорода не доходит до всех клеток всех тканей. Вместе с кислородом организм не получает и жизненной силы — образуются застои энергии и болезни. Недостаток кислорода в организме может породить любые болезни. От недостатка кислорода начинаются процессы преждевременного старения. Сравните два своих отражения в зеркале — после дня, проведенного на свежем воздухе, и дня, проведенного в душном помещении. Вы увидите, что свежий воздух разгладил морщинки и сделал кожу более молодой и упругой. После дня, проведенного в душном помещении, вы выглядите не только уставшими, но и постаревшими! Да, мы стареем от духоты и от недостатка богатого кислородом воздуха. Если в организм поступает мало кислорода, то количество углекислоты в нем начинает превышать количество кислорода. Нарушается природный баланс углекислоты и кислорода, а от этого начинается настоящее отравление организма углекислотой. Кроме того, при недостатке кислорода нарушаются химические процессы внутри организма, и организм начинает вырабатывать яды и вредные вещества — такие, например, как щавелевая кислота. Именно она становится причиной многих заболеваний, откладываясь в тканях, сосудах, клетках. Кислород улучшает кровообращение, помогает лучше усваиваться питательным веществам. Он очищает кровь от отходов и вредных веществ. Кислород дает организму естественную защиту от инфекции. Обогащение крови кислородом позволяет удерживать количество вредоносных микроорганизмов на безопасном уровне: они не могут размножаться в крови, обогащенной большим количеством кислорода. Вы чувствуете усталость, часто простужаетесь, страдаете хроническими болезнями и забыли, что значит радость жизни? Значит, в вашем организме слишком мало энергии. Значит, вы не знаете, как правильно дышать и пополнять организм кислородом. Значит, пора этому научиться. Но сначала посмотрим, что происходит в нашем организме в процессе дыхания. Посмотрите, как великолепно, как точно, как до мелочей продуманно устроена наша система дыхания. На первый взгляд, все так просто — два легких и два дыхательных пути. Но сколько в этом совершенства и точности — ничего лишнего, и все, что необходимо для полноценного здорового дыхания! А сама легочная ткань — уникальное создание природы. Она не похожа ни на какую другую ткань организма. Легочная ткань — идеальное устройство для дыхания. Воздух сам по себе, конечно, не будет втягиваться прямо в легкие. Для того чтобы воздух втянулся, легкие должны расшириться. Легкие, расширяясь, образуют внутри себя вакуум, свободное пространство, в которое по законам физики и устремляется наружный воздух. А для того чтобы легкие растянулись, необходимо, чтобы расширилась грудная клетка. Но этого мало. Чтобы грудная клетка не только расширилась, но и как следует растянула легкие, обеспечив в них доступ максимального количества воздуха, нужно, чтобы начала двигаться и растянулась диафрагма. Диафрагма хоть и не является составной частью дыхательной системы, но в процессе дыхания она играет одну из важнейших ролей. Диафрагма — мышечная перегородка между брюшной и грудной полостью. Как любые мышцы, она имеет способность сокращаться и растягиваться. Расширяясь, растягиваясь, диафрагма приводит в движение грудную клетку, она в свою очередь растягивает легкие, и в них начинает поступать воздух, проходя через нос, горло и гортань, трахею, попадая в бронхи, а оттуда через бронхиолы в легкие. Затем диафрагма сокращается, грудная клетка и легкие также уменьшают свои размеры — воздух вытесняется наружу. Так осуществляется процесс дыхания, так происходит вдох и выдох.

Казалось бы, что сложного? Ведь процесс дыхания идет сам собой, разве нужно его контролировать, что-то в нем менять? В том-то все и дело, что прекрасный механизм дыхания дан людям от природы, но человек исказил свою природу и разучился правильно дышать. У большинства людей сегодня при дыхании неправильно работает, а то и вовсе не работает диафрагма, в результате грудная клетка растягивается неправильно, и легкие не могут вместить и пятой доли того воздуха, что должен бы в них помещаться! Этого воздуха недостаточно, чтобы насытить организм энергией, чтобы пробудить целительные силы внутри тела. У среднего здорового человека объем легких достаточен для того, чтобы через них прокачивалось 4 литра кислорода в минуту, а на деле прокачивается лишь примерно четвертая часть литра в минуту. Какого же количества жизненной силы — а вместе с ней и здоровья — мы себя ежеминутно лишаем!

Очень важно, чтобы при дыхании все легкие полностью заполнялись воздухом. Но при неправильном дыхании этого не происходит. Легкие заполняются лишь на небольшую, нижнюю часть, и до верхушек воздух уже не доходит. Что при этом происходит? Не получая кислорода, верхушки легких не получают и жизненной силы. Там образуется застой энергии: она там просто не движется, не течет. А там, где нет движения энергии, тут же начинается болезнь. Так уж устроен наш мир — жизнь в нем возможна лишь тогда, когда энергия течет. Человек, как подобие мира, устроен так же: жизнь и здоровье возможны лишь тогда, когда энергия течет. Именно в таких зонах, где энергия не течет, где образуются застои, и селятся всевозможные болезнетворные микроорганизмы. Так может возникнуть и воспаление легких, и туберкулез. А главное, не получая достаточно кислорода, то есть энергии, легкие не могут доставлять его в нужном количестве и во все другие органы и ткани организма. Ведь при дыхании кислород вовсе не остается в легких — он расходится по всему телу, обеспечивая течение жизненной силы. Происходит это с помощью крови. Кислородом кровь обогащается все там же, в легких. Легкие насквозь пронизаны легочными капиллярами — миллионами мельчайших сосудиков, через стенки которых кислород и попадает в кровь. Легочные капилляры несут эту чистую, насыщенную кислородом кровь в сердце. Проходя через левую сторону сердца, эта кровь попадает в артерии — кровеносные сосуды, которые несут такую чистую кровь от сердца ко всем органам, системам, тканям организма. Из артерий кровь входит опять же в тонкие сосуды — капилляры, которыми пронизаны все органы и ткани организма. Очень важно, чтобы капилляры работали хорошо, чтобы они были в нормальном состоянии — тогда они могут донести обогащенную кислородом кровь до каждой клетки организма, отдать ей кислород и очистить ее от продуктов распада и углекислоты. Вместе с кислородом кровь несет тканям и жизненную силу, оживляет их, омывает, заставляет дышать.

Кровь, отдавшая кислород и впитавшая вместо него углекислоту, из тканей организма попадает уже в другие кровеносные сосуды — вены. Вены несут «грязную», насыщенную углекислотой кровь обратно к сердцу. Проходя через правую сторону сердца, кровь опять попадает в легкие, где очищается, насыщается кислородом и жизненной силой и снова несет живительный кислород и энергию всем тканям организма. Да, полноценное дыхание — это дыхание не только дыхательными путями и легкими, но и всем телом, каждой его клеткой. Если же до какой-то области организма жизненная сила вместе с кислородом не доходит, там образуются застои энергии и начинаются болезни. Если мы неправильно дышим, легкие не справляются со своей задачей — нести кислород и жизненную силу каждой клетке организма. Теперь посмотрим, что значит дышать правильно и что значит дышать неправильно.

Что значит правильно дышать?

Правильно дышать — это значит дышать так, чтобы легкие полностью заполнялись воздухом, чтобы организм получал максимум необходимого ему кислорода и чтобы этот кислород усваивался полностью всеми тканями вплоть до каждой клетки. Именно так дышат младенцы. Такое дыхание запланировано для нас природой. И это естественно! Но большинство людей с возрастом совершенно разучились правильно дышать и совершенно не знают, как дышать. Слишком тесное и душное жилище современного города, стесненные условия на рабочем месте привели к тому, что человек забыл природное дыхание. Он не может дышать полно и свободно. Переживания, возбуждение, постоянные взрывы страстей перекрывают наше дыхательное горло и не дают дышать. Люди дышат так небрежно, так поверхностно и неполно, так несвободно, что их дыхания едва достаточно, чтобы только кое-как поддерживать жизнь, но недостаточно для того, чтобы быть здоровым, счастливым и свободным. Но можно быстро достичь этого состояния, если вы поймете: только сознательный контроль над своим дыханием даст нам гарантию долгой жизни без болезней.

Первое, что делает дыхание неправильным, недостаточным, — то, что легкие работают не в полную силу, пропуская в 16 раз меньше кислорода в минуту, чем могут! Второе, что делает дыхание неправильным, — чрезмерная частота дыхания. Посчитайте, сколько вдохов вы делаете в минуту. При правильном дыхании их должно быть всего лишь 8—12 в минуту. Но большинство людей — заметим, здоровых, и даже вполне крепких физически, тренированных людей! — делают от 13 до 18 вдохов в минуту. А это уже много! Что же говорить о больных? При воспалении легких, например, частота дыхания может доходить до 60—70 вдохов в минуту.

Слишком частое дыхание — следствие неправильной работы легких. От неправильного вдоха легкие получают слишком мало воздуха. И человек пытается набрать нужное количество воздуха за счет увеличения частоты дыхания. Но от этого лишь изнашивается дыхательная система, а нужного объема воздуха организм все равно не получает. Кроме того, согласно древней философии, каждому человеку дается лишь определенное количество дыханий на всю его жизнь. Поэтому тот, кто дышит быстро и торопливо, очень быстро исчерпывает данный ему запас дыханий и умирает раньше, чем мог бы. А тот, кто живет спокойно и дышит медленно, экономит тем самым запас своих дыханий и живет дольше. Третье, что делает дыхание неправильным, — это неправильная работа диафрагмы и грудной клетки. Обследуйте себя сами: дышите так, как вы всегда дышите, и проверьте, прикладывая ладони рук к разным частям тела, какая часть тела заметнее всего приходит в движение при дыхании. Вздымается ли у вас сильно и заметно грудь? Приподнимаются ли плечи? Или живот приходит в движение, то втягиваясь, то выпирая? Если у вас сильно вздымается лишь грудь, а остальные части тела почти неподвижны — прислушайтесь к себе и скажите: не кажется ли вам, что вы словно применяете некоторые усилия, хоть почти и не осознаете это, чтобы приводить грудную клетку в движение? Не сложилась ли у вас такая привычка — сознательно, усилием воли вздымать грудь, чтобы дышать? При правильном дыхании грудь вздымается сама собой, без дополнительных усилий. И вздымается она не сильно и не резко, а плавно и едва заметно.

Происходит это благодаря движению диафрагмы. Развитая диафрагма движется — от этого при дыхании вздымается и втягивается живот гораздо заметнее, чем грудная клетка! — и именно диафрагма движет грудную клетку. То есть движение грудной клетки при правильном дыхании вторично, а первично движение диафрагмы. Полноценное движение диафрагмы — вот что в первую очередь нужно для полноценного дыхания.

Вы можете сколько угодно изо всех сил усилием воли расширять грудную клетку и даже приподнимать плечи, но при этом вы не почувствуете, что в легкие хлынуло больше воздуха. Наоборот, вы будете испытывать даже нехватку воздуха! А грудная клетка и легкие будут работать вхолостую, силясь зачерпнуть побольше воздуха, но будучи не в силах это сделать. Только под воздействием движения диафрагмы легкие могут растягиваться естественным путем и втягивать безо всяких усилий с вашей стороны максимально возможное количество воздуха. Четвертое, что делает дыхание неправильным, — нос, который работает как насос, втягивая воздух извне и производя при этом слишком много шума. Правильное дыхание бесшумно. При правильном дыхании воздух втягивается в легкие через дыхательные пути сам собой, и не приходится втягивать его носом. Наше дыхание устроено так, что сам процесс почти не контролируется сознанием, да и не всегда он поддается такому контролю. Обычно люди дышат так, как дышится, и не задумываются о том, движется у них при этом грудь или диафрагма. С помощью сознательного усилия мы не можем прекратить процесс дыхания — если мы решим не дышать, мозг не послушается нашего решения, он пошлет организму сигнал дышать, и мы будем дышать даже против своей воли. И все же, чтобы научиться правильно дышать, мы должны взять процесс дыхания под контроль сознания. Научившись контролировать дыхание, мы получаем в свои руки контроль над жизненной силой своего организма — а значит, и над его здоровьем. Мы берем контроль над своим душевным состоянием, мы берем в свои руки власть над собой — над своим настроением, эмоциями, желаниями, мыслями и чувствами. Наш организм становится послушным нам. Нам не приходится больше укрощать его с помощью таблеток и медицинских процедур. Он подвластен нам, нашей жизненной силе, нашей мысли. Мы получаем огромную силу — и все благодаря контролю над дыханием. Возможно ли это? В полной мере овладеть контролем над своим дыханием могут очень редкие люди. Например, индийские йоги, некоторые из них способны даже на то, на что, казалось бы, не способна природа человека, — остановить дыхание.

Как дыхание способствует здоровью?

Почему даже во время эпидемии одни люди заболевают, а другие — нет? Почему два человека могут плохо питаться одинаковой некачественной пищей, но у одного заболит желудок, а у другого — нет? Почему люди, живущие в одних и тех же условиях, могут выглядеть совершенно по-разному — один здоров, румян, крепок, а другой бледен, немощен, слаб?

Люди часто считают, что все болезни происходят от каких-то внешних причин. Например, простуда и грипп бывают от сквозняков и холода, болезни желудка — от плохой пищи и так далее. Но стоит немного задуматься над заданными вопросами, чтобы убедиться, что это не так. В одних и тех же, в совершенно одинаковых условиях один человек болен, а другой — здоров! Значит, болезни происходят не от внешних, а от каких-то других причин, которые заложены в самом человеке.

Что же это за причины? Причины в том, что один организм может сам себя защитить, может воспротивиться пагубному влиянию внешних причин, а другой организм защитить себя не может, не может противиться плохим внешним воздействиям, так как у него нет на это сил.

А сил у него нет только потому, что не работает заложенная в каждом из нас от природы внутренняя целительная сила, и организм перестает быть саморегулирующимся механизмом, каким он задуман Всевышним. Наша Земля — очень непростое место. Здесь вовсе не рай, где каждому обеспечено спокойное тепличное существование. Здесь очень много вещей, которые вредны для человека и даже представляют угрозу его жизни. И все же каждому человеку от природы дано все, чтобы успешно справляться с самыми разными напастями. Если бы это было не так, человеческий род давно бы уже вымер, и нас с вами не было бы на свете, а бегали бы здесь лишь какие-нибудь броненосные черепахи и саблезубые тигры. У человека же нет ни острых зубов, ни мощных когтей, ни надежной брони, чтобы защитить себя. Человек кажется очень слабым и беззащитным. И все же он выживает в самых суровых условиях. Значит, защита у нас все же есть? Есть, и очень мощная, хоть она и не так заметна, как когти, зубы или броня. Эта защита — целительная сила внутри нас, которая призвана справляться с болезнями и вредными внешними воздействиями, призвана налаживать механизмы здоровья, устранять все появляющиеся сбои в работе этих механизмов. И когда эта целительная сила активно работает — мы защищены, и защищены очень надежно! Но беда в том, что целительная сила очень часто как бы засыпает и перестает активно работать. Почему это происходит? Только потому, что человек отрывается от природы, противопоставляет себя ей. Помните — в природе покой и движение энергии, а в человеке — застой энергии и беспокойство? Вот такой застой энергии и беспокойство как раз и говорят о том, что человек оторвался от природы, противопоставил себя ей. А целительная сила внутри нас — мощная природная сила — в организме, оторвавшемся от природы, работать не может.

Целительная сила наполняет все тело и активно движется в нем, изгоняя болезни и порождая здоровье. Все методики правильного дыхания направлены на одно — следование природе. Правильное дыхание приводит к тому, что в нас воцаряется покой и энергия приходит в движение. То есть мы начинаем следовать природе, жить по ее законам. И тогда целительная сила начинает работать. Когда целительная сила начинает работать, становится все сильнее и мощнее, она не только устраняет энергетические застои, но и начинает выгонять различные пагубные энергии, скопившиеся в организме и порождающие болезнь. В результате правильного дыхания здоровая энергия организма становится сильнее, чем пагубные энергии. И если пагубная энергия все же возникает, она непременно сталкивается со здоровой энергией и вытесняется ею. Вместе с пагубной энергией, вместе с ликвидацией застоев энергии из организма уходят и болезни. Во время правильного дыхания энергии расходуется совсем немного, а вот потребляется ее гораздо больше. Обычно же люди тратят очень много сил на дыхание. В самом деле, это ведь какая большая работа — втянуть воздух носом, как насосом, затем раздуть грудную клетку, затем всеми силами втягивать воздух в плохо расширяющиеся легкие... Сколько сил на это нужно! Этот расход сил совсем не покрывается тем небольшим количеством кислорода, который удается вдохнуть в результате такого неправильного дыхания. Правильное же дыхание естественно, свободно, спокойно и незаметно. Оно почти не требует усилий, но при этом приносит организму большое количество сил! А потому пробуждает к жизни спящую целительную силу.

Кроме того, при правильном дыхании происходит мягкий целебный массаж всех внутренних органов, и особенно органов брюшной полости. Каждый орган вплоть до каждой клетки начинает омываться кислородом, дышать, жить, заполняться живительной энергией. Живительная энергия изгоняет болезни, потому что все болезни порождаются только недостатком энергии, и ничем иным.

Полное дыхание — самый рациональный способ дыхания, основа всего правильного дыхания.

Полное дыхание способствует наилучшей вентиляции легких, движению энергии и кислородному обмену в организме. Это дыхание дает прекрасный эффект, оздоравливая легкие и весь организм в целом. Но для того чтобы это дыхание стало поистине целительным, нужны две вещи: тренированная диафрагма, способная хорошо работать, и здоровые капилляры.

ПОДГОТОВИТЕЛЬНЫЕ УПРАЖНЕНИЯ

Прежде чем приступать к освоению метода полного дыхания или одновременно с его освоением, необходимо выполнять упражнения для капилляров и для диафрагмы. Ведь только здоровые эластичные капилляры могут полноценно доносить кислород и жизненную силу до всех органов и тканей без исключения. Ведь только тренированная диафрагма может правильно воздействовать на грудную клетку, заставляя легкие растягиваться естественным путем. Обычно мы дышим плохо именно от плохой работы диафрагмы.

Тренировке диафрагмы и наилучшему эффекту полного дыхания будут способствовать и следующие упражнения.

O Упражнение «Лодка»

Это упражнение прекрасно тренирует диафрагму и готовит ее к наиболее полноценному выполнению метода полного дыхания. Кроме того, это упражнение предотвращает грыжу, улучшает работу желудка и кишечника и уменьшает жировые отложения на животе.

Исходное положение: лечь на спину, обязательно на жесткую поверхность, можно на пол, так, чтобы ноги были сомкнуты, а руки лежали вдоль тела.

Сосчитайте до четырех, затем приподнимите прямые ноги с вытянутыми носками на высоту примерно 10—15 сантиметров от пола, одновременно примерно на ту же высоту приподнимите, оторвав от пола, и верхнюю часть тела. Руки прямые, ладони касаются с боков области колен. Находитесь в таком положении столько, сколько сможете, до ощущения усталости. Вернитесь в исходное положение, расслабьте все мышцы и отдыхайте. Пока достаточно одного раза. На следующий день выполните это упражнение два раза, через день — три, и так далее, до того количества, которое окажется вам доступным, но не более десяти. Следите, чтобы не было перенапряжения, не перетруждайте организм, так как излишнее напряжение вредно.

O Упражнение «Кузнечик»

Исходное положение: лечь на жесткую поверхность, можно на пол, лицом вниз. Ноги сомкнуты вместе, руки вытянуты вдоль тела, пальцы рук сжаты в кулаки.

Сделайте глубокий вдох и заведите кулаки под нижнюю часть живота, затем задержите дыхание и, опираясь на кулаки, попробуйте оторвать от пола и поднять прямые ноги как можно выше.

Если это сделать окажется очень трудно, попробуйте сначала выполнить упрощенный вариант упражнения: поднимать поочередно сначала одну, затем другую ногу. Оторвав ноги от пола, находитесь в таком положении столько времени, сколько сможете.

Возвратитесь в исходное положение, расслабьтесь, отдохните. Для начала достаточно одного раза. На следующий день попробуйте сделать это два раза и так далее, увеличивая число упражнений до тех пор, пока это не будет вызывать у вас чрезмерного напряжения. Подготовив диафрагму к освоению полного дыхания, нужно настроить на предстоящую работу и сам дыхательный аппарат. Мы уже говорили о том, что дыхание обычно происходит как бессознательный процесс. Но для того чтобы научиться дышать правильно, необходимо взять дыхание под контроль сознания. Поэтому, прежде чем приступать к освоению метода полного дыхания, надо научиться осознавать сам процесс дыхания.

O Упражнение «Осознание дыхания»

Исходное положение: лечь на жесткую поверхность, закрыть глаза.

Мысленным взором осмотрите все свое тело: ступни ног, голени, бедра, живот, грудь, плечи, руки, шею, голову. Не заметили ли вы где-нибудь напряжения, скованности? Усильте напряжение в этой области — а затем сбросьте его, пошевелив тем участком тела, где обнаружилось напряжение. Так расслабьте все напряженные участки. Дышите так, как вы дышите всегда. С одним отличием: теперь вы будете наблюдать за тем, как вы дышите.

Сначала сосредоточьте все свое внимание только на выдохах. Не концентрируйтесь на вдохе и следите только за тем, как вы выдыхаете. Вот воздух медленно выходит из легких, поднимается по дыхательным путям, наполняя их теплом. Вот теплый выдыхаемый воздух проходит через трахею, гортань, носоглотку, носовые ходы и выходит наружу. Проследите вот так внимательно и сосредоточенно 5 выдохов, на вдохи по-прежнему не обращая внимания. Какое у вас сложилось впечатление — откуда идет воздух при выдохе: из легких, или из области живота, или еще откуда-то?

Теперь сосредоточьтесь на процессе вдоха. Следите внимательно за тем, как воздух входит в ваш организм. Воздух вливается через нос, и вы ощущаете некоторую прохладу. Дальше прохладный вдыхаемый воздух, по пути слегка прогреваясь, проходит через нос, глотку, гортань, трахею, идет в легкие... Какие у вас ощущения — воздух идет в легкие и там заканчивает свой путь или вам кажется, что он идет дальше, в брюшную полость, и рассеивается по всему организму? Отследите так 5 вдохов, наблюдая за тем, как работают нос, дыхательные пути, легкие, диафрагма...

Теперь вы знаете, как вы дышите. Вам удалось одарить вниманием свой организм, прислушаться к нему. А это очень важный шаг к исцелению. Нет исцеления без внимания к своему организму. Научившись вниманию к нему, вы научитесь доверию. Научившись доверию, вы пробудите спящую целительную силу. Выполняйте упражнение раз в день. Когда вы освоите это упражнение — вы готовы к освоению полного дыхания. Но сначала разберемся, что это такое — *полное дыхание*. Полное дыхание — дыхание, в котором участвует все тело, весь организм. Это дыхание является поистине энергетическим, так как оно мощно и активно включает движение энергетических потоков во всем теле и позволяет телу впитать вместе с воздухом огромное количество жизненной силы. Большинство людей дышит не всем телом, а отдельными частями тела. Так, существуют верхнее дыхание, среднее дыхание и нижнее дыхание, которые, в отличие от полного дыхания, совсем не являются совершенными.

В верхнем дыхании участвует лишь верхняя часть грудной клетки. При таком дыхании приподнимаются ключицы и плечи, вспучиваются верхние ребра, диафрагма движется очень скованно и ограниченно. При таком дыхании в легкие попадает лишь очень малая часть воздуха. Это наихудший способ дыхания. При таком дыхании растрачивается очень много энергии, а взамен вы практически не получаете жизненных сил. Множество болезней дыхательной системы происходит именно от такого способа дыхания. Такой способ дыхания, когда резко вздымается грудь, а остальное тело остается неподвижным, особенно характерен для женщин, но и многие мужчины страдают этим недостатком. Среднее дыхание немного лучше, чем верхнее дыхание, но тоже недостаточно хорошо. При среднем дыхании работают все ребра — они раздвигаются, и грудь расширяется, но остальные части тела по-прежнему неподвижны. Нижнее дыхание лучше, чем верхнее и среднее, но и оно недостаточно совершенно, хотя тот, кто дышит нижним дыханием, несомненно, гораздо более здоров, чем тот, кто дышит верхним и средним дыханием. При нижнем дыхании расширяется не столько грудь, сколько брюшная полость. При этом диафрагма, легкие и грудная клетка получают гораздо больше свободы, легкие расширяются больше и могут поглотить гораздо больше воздуха, чем при верхнем и среднем дыхании. Это дает возможность усвоить и гораздо больше жизненной энергии, праны. Полное дыхание — это сочетание всех типов дыхания: верхнего, среднего и нижнего, это одновременное дыхание всеми частями тела. При полном дыхании мы получаем максимум пользы при минимуме затрачиваемой энергии. Диафрагма при этом имеет полную свободу, все мускулы, участвующие в дыхании, работают в полную силу, грудная клетка свободно расширяется во всех направлениях, легкие в полной мере заполняются воздухом. Если мы даже будем вдыхать не очень много воздуха, но будем дышать при этом полным дыханием, то воздух все равно будет омывать все легкие полностью, равномерно распределяясь по ним и не давая образоваться застою, — тогда как при верхнем, среднем и нижнем дыхании заполняются воздухом лишь отдельные части легких, а в остальных частях образуется застой. Полное дыхание — самый естественный природный способ дыхания. Понаблюдайте — и вы увидите, что именно так дышат младенцы и животные. И у детей, и у животных не вздымается судорожно при дыхании грудная клетка, как это происходит у большинства взрослых людей.

Первобытные люди, близкие к природе и не испорченные цивилизованным образом жизни, тоже дышали именно так.

Нижнее дыхание

Для того, чтобы освоить полное дыхание, нам придется в качестве промежуточного этапа освоить нижнее дыхание. Почему именно нижнее? Потому что оно наиболее рационально и близко к совершенству из всех названных, кроме полного. Неправильным верхним, или грудным, и средним дыханием и так мы все дышать умеем — тренироваться в этом нет необходимости, да это может быть и вредно. Нижнее, или брюшное, дыхание — вот необходимый этап перед переходом к полному дыханию.

O Упражнение «Нижнее дыхание»

Исходное положение: лечь на спину на жесткую поверхность. Положите одну руку на грудь, а другую — на живот. Выдохните воздух из легких, при этом следя за тем, чтобы живот втягивался так, как будто вы хотите достать животом позвоночник, чтобы живот изнутри «прилип» к позвоночнику. Конечно, такого эффекта вы не достигнете, но чем глубже втянется живот, тем лучше. Рука, лежащая на животе, при этом должна ощущать движение живота, втягивающегося внутрь, а рука, лежащая на груди, должна следить, чтобы грудь при этом оставалась неподвижной. Живот, вдавливаясь как можно глубже внутрь, заставляет работать диафрагму, которая надавливает на легкие и помогает выдавливать из них воздух. Выдохнув весь воздух из легких, сделайте вдох, только следите, чтобы нос не втягивал воздух изо всех сил, не работал как насос: пусть вдох будет очень легким, поверхностным, неслышным. Рука, которая по-прежнему лежит на груди, контролирует грудную клетку — при вдохе она должна оставаться в покое. Опять же включайте в работу живот — пусть он помогает вдоху: теперь рука, лежащая на животе, должна ощущать, как живот выпячивается, выпирает наружу. Движение живота вверх должно быть очень ощутимо, тогда как грудная клетка неподвижна. Вы почувствуете, что при таком вдохе, казалось бы неглубоком, поверхностном, в ваш организм без напряжения и усилий входит гораздо больше воздуха, чем при том способе дыхания, которым вы привыкли дышать обычно. Осваивайте это упражнение ежедневно, пока такой способ дыхания не станет для вас привычным. Освоив брюшной тип дыхания, вы можете перейти к более совершенному способу этого дыхания — к его энергетическому типу. Собственно говоря, правильно выполненное нижнее дыхание уже является энергетическим по своей сути — дыша так, мы заставляем энергетические потоки течь, и организм наполняется жизненной силой. Но мы можем сделать так, чтобы при этом типе дыхания жизненной силы вливалось в тело еще больше, а энергетические потоки были еще более активны и интенсивны. Следующее упражнение поможет в этом.

O Упражнение

«Энергетическое брюшное дыхание»

Исходное положение: сесть или встать так, чтобы спина была прямой.

Сконцентрируйтесь на области живота, непосредственно находящейся под пупком. Представьте себе, что там мощный источник энергии, своего рода прожектор, который испускает яркожелтый мощный луч света. Вы можете маневрировать этим лучом так, как хотите, он подчиняется вашей воле, и вы можете его направлять туда, куда захотите. Сконцентрируйтесь на ощущении этого излучения. Начиная делать вдох, представьте себе, что вы развернули прожектор внутрь живота и направляете луч энергии прямо к пояснице. Энергия растекается внутри живота, вдоль поясницы, спускается вдоль позвоночника к области копчика — все это происходит одновременно со вдохом и выпячиванием живота. Энергию можно представлять себе в виде ярко-желтого свечения. Необходимо добиться ощущения переполнения нижней части живота воздухом и энергией. Пусть живот выпятится максимально. Задержите на несколько секунд дыхание. Теперь очень медленно выдыхайте, следя за тем, чтобы живот впадал, а грудь оставалась неподвижной. Во время выдоха представьте себе, что вы развернули прожектор снова вовне, и луч энергии выходит через живот наружу. Такой тип дыхания не только мощно и быстро заполняет весь организм энергией, но и успешно лечит болезни желудочно-кишечного тракта и запоры. Не переходите к освоению полного дыхания до тех пор, пока не освоите брюшное, или нижнее, дыхание в его обычном и энергетическом варианте и пока такое дыхание не станет для вас самым естественным способом дыхания. Проделав все упражнения, вы заметите, что уже не думаете о дыхании, а все равно дышите нижним дыханием, даже без постоянного контроля сознания. Теперь вы готовы к освоению полного энергетического дыхания.

O Упражнение «Полное дыхание»

Это упражнение выполнять лучше стоя.

Исходное положение: встать прямо, спина должна быть прямой. Сделайте медленный, спокойный вдох, стараясь не тянуть воздух с шумом через ноздри — он должен входить свободно и естественно, как бы сам собой. Старайтесь направить поток воздуха в нижнюю часть легких, ближе к диафрагме, следя, как при этом диафрагма опускается, как бы освобождая место для воздуха, надавливает на брюшную полость и заставляет живот выпячиваться. Далее направьте воздух в среднюю часть легких, ощущая, как при остающемся выдвинутым животе этот воздух заставляет расширяться еще и нижние ребра, а затем и среднюю часть грудной клетки. Теперь направляйте воздух в верхнюю часть легких, следя, как при этом расширяется верх груди, раздвигаются верхние ребра. Чтобы воздух дошел до самых верхушек легких, в завершение вдоха надо втянуть внутрь нижнюю часть живота, при этом диафрагма поднимется, начнет подпирать грудную клетку снизу и заставит воздух продвинуться до самого верха легких. Следите при вдохе, чтобы вдох не состоял из трех отрывочных отдельных движений, а чтобы он производился плавно, одним волнообразным движением всех участвующих во вдохе частей тела — от выпячивания живота, затем раздвижения ребер, груди и к вдавливанию живота и максимальному раздвижению верхней части груди. Пусть вдох будет плавным и медленным, без толчков и остановок.

Сделав вдох, задержите дыхание на несколько секунд.

Теперь начинайте медленно выдыхать. В начале выдоха грудь по-прежнему расправлена, живот, который вы втянули в конце вдоха, начинает понемногу расслабляться и выпячиваться. По мере выдоха живот выпячивается, а грудь остается расширенной. В конце выдоха вы отпускаете напряжение груди, она впадает, а живот по-прежнему выпячен, затем отпустите напряжение и живота тоже. Живот и грудь принимают нормальное свое положение, не втянутое и не выпяченное. Попрактикуетесь немного, и такой способ дыхания станет для вас естественным и легким.

При этом способе дыхания весь дыхательный аппарат приводится в движение, и заполняются воздухом и жизненной силой все части легких, вплоть до самых отдаленных их клеток. Кровь, обогащенная кислородом, начинает нести гораздо больше энергии всем органам и тканям. Происходят процессы оздоровления во всем организме. Вы сразу же почувствуете улучшение самочувствия. Освоив полное дыхание, вы уже не захотите возвращаться к своему привычному способу дыхания. При полном дыхании вы не будете совершать те ошибки, что свойственны большинству людей. Не надо поднимать плечи, так как воздух без этого прекрасно входит в легкие, заполняя их до верхушек. Не надо дышать слишком часто, так как даже при редком дыхании в легкие поступает достаточное количество воздуха, и нет необходимости пытаться увеличить его количество за счет частого дыхания. Не надо шумно вдыхать воздух, работая носом как насосом, так как при хорошей работе диафрагмы воздух входит в носовую полость сам, тихо и бесшумно. Такое дыхание тихо и спокойно и при этом насыщает организм кислородом и жизненной силой так, как ни один другой тип дыхания. Полное дыхание не только целительно — оно еще и омолаживает организм. Почему это происходит? Давайте разберемся, что такое старение. Старение — медленное разрушение, распад организма, постепенное отмирание его клеток и тканей. Распад этот происходит тогда, когда процессы разрушения в организме начинают преобладать над процессами созидания. Мы молоды, здоровы и счастливы до тех пор, пока в организме соблюдается баланс созидательных и разрушительных сил, то есть ткани постоянно обновляются настолько же, насколько разрушаются. Это нормальное состояние человека. И не надо думать, что с возрастом разрушительные процессы непременно катастрофически нарастают. Если мы будем едины с природой, если будем правильно дышать, разрушительные процессы даже в 90 или в 100 лет хоть и будут нарастать, но не будут катастрофичны. Сейчас у многих людей разрушительные процессы, начинают преобладать уже после 40—50 лет! Это совершенно ненормально, ведь человеческий организм природой запрограммирован на гораздо больший срок молодости. Отчего же у многих людей разрушительные процессы начинают преобладать над созидательными в столь раннем возрасте? Да только оттого, что они в процессе своей жизни тратят энергии гораздо больше, чем получают. Затрата энергии идет постоянно — огромное количество ее тратится на разные переживания, нервные реакции, на страхи, на уныние, на беспокойство. Даже сам процесс дыхания, будучи построен неправильно, оказывается чрезвычайно энергозатратным! Большинство людей дышат так, что в процессе дыхания лишь тратят энергию и почти не получают ее. Вот почему люди стареют раньше времени.

Правильное дыхание значительно уменьшает расход энергии организмом и увеличивает потребление им энергии. Соответственно созидательные силы в организме начинают уравновешиваться с разрушительными. Теперь нет преобладания разрушительных сил, что позволяет нам значительно снизить разрушительные процессы, идущие в организме, и очень сильно замедлить процессы старения. Дышать полным дыханием — это значит быть молодым, сильным и здоровым сколь угодно долго!

Дыхание от всех болезней

Полное дыхание — основа основ для исцеления. И на этой основе мы можем строить фундамент своего здоровья. Тот, кто освоил полное дыхание, уже достиг определенного улучшения своей энергии, тот уже в большой степени стал хозяином жизненной силы, «праны», тот уже пробудил в себе целительную силу. А дальше надо учиться распоряжаться этой целительной силой по своей воле так, чтобы она несла как можно больше здоровья.

Мы можем научиться вместе с правильным дыханием сознательно направлять прану в больные органы и исцелять их. Выполняя энергетическое брюшное дыхание, мы уже освоили один метод контроля над праной, над жизненной энергией. Освоив полное дыхание, мы дали жизнь своему организму, устранили застои энергии, создали условия для ухода пагубных энергий из организма. Пока вы дышите полным дыханием, в вашем теле не будет препятствий для распространения жизненной силы, для естественного хода потоков энергии, для исцеления праной.

Очистительное дыхание

Для усиления исцеляющего действия праны применяется еще один метод полного дыхания — очистительное дыхание. Такое дыхание позволяет пробудить и очистить каждую клетку от пагубных энергий и дать свободный ход целительной пране.

О Упражнение «Очистительное дыхание»

Исходное положение: как в упражнении «Полное дыхание».

Сделайте вдох методом полного дыхания и задержите дыхание на несколько секунд. Сложите губы трубочкой и вытяните их. С силой выдохните через сложенные губы немного воздуха, затем на секунду задержите выдох и снова с силой выдохните немного воздуха. Так, толчками с остановками, выдохните весь воздух из легких.

Очень важно, чтобы воздух выдыхался именно с силой. Если вы перед выполнением этого упражнения были утомлены, то почувствуете моментальную свежесть, как будто вам удалось хорошо отдохнуть. Это произошло потому, что вы дали ход целительной пране, несущей свежесть и бодрость. Это упражнение подготовило нас к непосредственной работе по исцелению болезней. Оно очистило, освежило организм и открыло больные органы потокам праны, которые призваны исцелить болезни. Но разве сам по себе воздух, кислород не несет органам прану, не оздоравливает их? Разве мы не говорили, что кислород — это и есть главный элемент, содержащий и распространяющий прану? Да, это так. Обычное дыхание, если оно правильно, уже исцеляет. Но еще лучшим целителем станет оно, если мы своим сознанием, усилием воли поможем распространению праны. Если дыхание сознательно, контролируемо, если мы сознательно не только прослеживаем потоки воздуха в своем теле, но и потоки праны, соответствующие им, то целительная сила дыхания увеличивается в десятки, а то и сотни раз! Сознательно нести прану к разным органам и частям тела — искусство, требующее тренировки. И все же оно доступно каждому, кто освоил метод энергетического брюшного дыхания и полного дыхания. Следующее упражнение поможет вам освоить метод контроля над потоками праны.

O Упражнение «Контроль праны»

Исходное положение: лечь на жесткую поверхность, закрыть глаза. Максимально расслабьте тело. Дышите полным дыханием.

Представьте себе, что вместе с воздухом вы вдыхаете из окружающего пространства яркожелтую светящуюся энергию. Она через дыхательные пути входит в ваши легкие, а оттуда распространяется по всему организму, вплоть до каждой клетки. При выдохе вместе с воздухом вы опять же выдыхаете энергию. Вдох насыщает все тело свежей чистой энергией, а вместе с выдохом из тела выносятся все шлаки, все остатки грязной, пагубной энергии. Сделайте пять-шесть таких вдохов и выдохов.

Теперь сосредоточьте свое внимание на кончике указательного пальца правой руки. Внимательно изучите все ощущения в этом пальце. Сосредоточьтесь на ощущении от прикосновения пальца к поверхности, на которой вы лежите. Что это за поверхность, что это за ощущения? Что чувствует палец — скользкую, гладкую или шершавую поверхность, теплую или прохладную? Сам палец теплый или прохладный? Когда концентрация внимания на пальце достигнет максимума, представьте себе, что вы направляете выдыхаемый вами воздух прямо в кончик указательного пальца! Представьте себе, что воздух окрашен в ярко-желтый цвет — это и есть прана, целительная энергия. Ярко-желтая энергия вместе с выдыхаемым вами воздухом заполняет палец до такой степени, что у вас создается ощущение расширения пальца, увеличения его. Вот энергии в пальце так много, что она начинает просачиваться наружу, выходить через палец вовне. Вам кажется, что вы выдыхаете сейчас не через нос, а через палец!

Когда выдох закончен, начинайте делать вдох, но опять же представляйте себе, что вдыхаете вы не через нос, а через палец. Ярко-желтая энергия вместе с воздухом входит из окружающего пространства прямо в ваш палец и оттуда распространяется по всему телу. Теперь точно так же попробуйте втягивать энергию через кисть руки, а затем и через всю руку, — представляйте, что вы дышите не носом, а всей рукой, втягивая и выпуская через нее воздух вместе с энергией.

После этого сосредоточьтесь на солнечном сплетении и представляйте, как воздух вместе с энергией входит в ваше тело через солнечное сплетение, а затем так же через солнечное сплетение выходит из него. Вдох насыщает вас свежей энергией, выдох очищает и выводит все энергетические отходы.

Освоив это упражнение, вы освоили метод контроля над потоками исцеляющей энергии в своем теле, а значит, готовы к тому, чтобы перейти к самоисцелению с помощью энергетического дыхания.

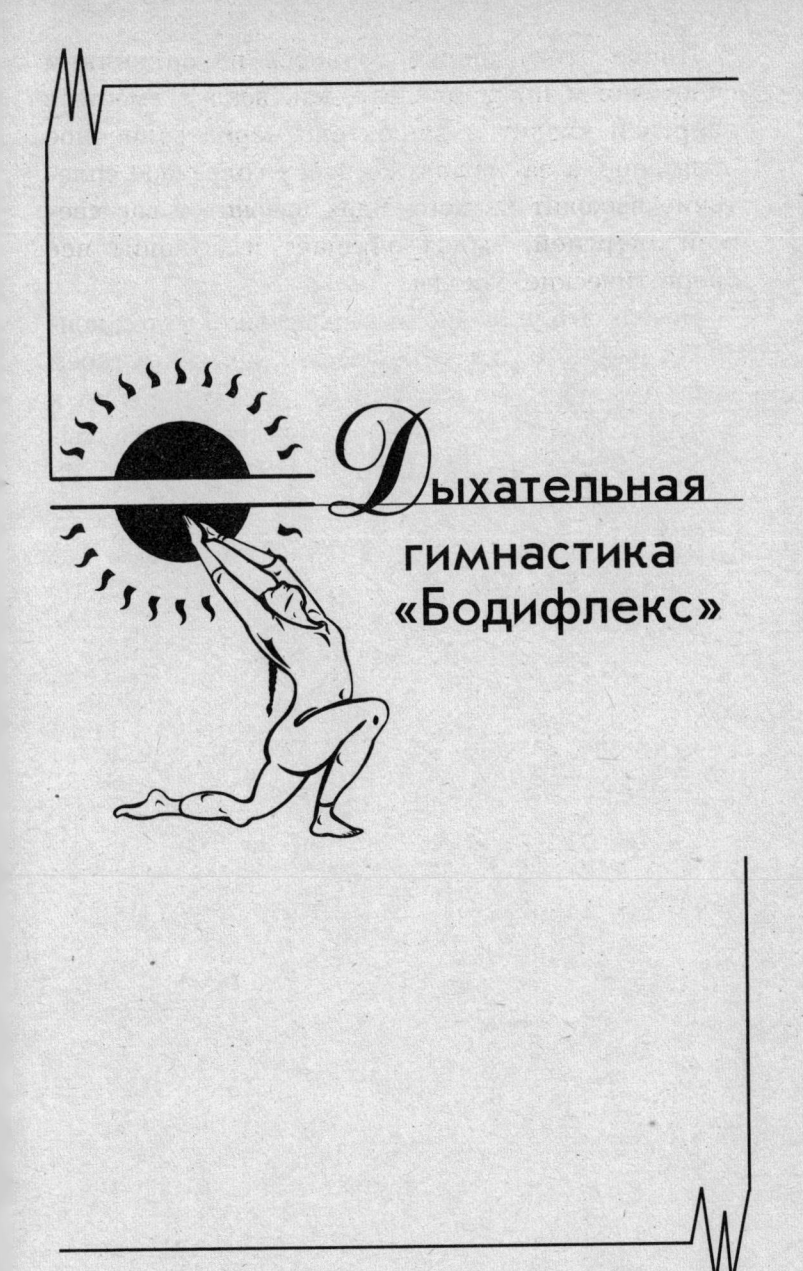

Дыхательная гимнастика «Бодифлекс»

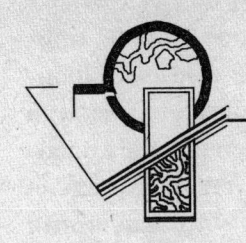

Часто усталость приходит так быстро из-за того, что ваш организм недостаточно хорошо снабжается кислородом. В повседневной жизни у нас дыхание поверхностное, глубокие вдохи и выдохи чаще всего бывают эмоционального происхождения. Но многие уже взяли на вооружение простой метод снятия напряжения: несколько глубоких вдохов-выдохов (вдох носом, выдох ртом) — после этого и успокаиваешься, и жить становится легче.

Все знают, что сочетание дыхательной гимнастики с двигательной лежит в основе аэробики и шейпинга: ведь с помощью глубокого дыхания и обогащения крови кислородом сжигается жир, а в сочетании с упражнениями на определенные группы мышц хорошо убирается жирок с проблемных областей.

Программа «Бодифлекс» (BodyFlex), была создана американкой Грир Чайлдерс. Но дыхательную гимнастику можно делать и в отрыве от двигательной, причем даже в условиях офисной или презентационной работы — сидя за письменным столом или стоя у стенда на выставке. В классические производственные гимнастики прежних лет обязательно входили наряду с двигательными упражнениями и просто дыхательные упражнения. Если вы в данную минуту работаете, за прилавком, за стойкой, или работа у вас связана с приемом посетителей (сидите за столом и нет возможности ни встать, ни отлучиться, ни сделать какие-либо упражнения) — то дыхательная гимнастика это единственное, что возможно и доступно.

Дыхание нижней частью живота является наиболее эффективным дыхательным упражнением. Я не призываю перейти на дыхание животом окончательно и бесповоротно (для европейцев оно слишком непривычно), а вот использовать его как упражнение и ввести в свой дневной рацион минут десять такого дыхания — это реально и полезно. Его можно выполнять и сидя за компьютером, и стоя у стенда. Для этого дыхания поза стоя даже предпочтительнее. Для работы на выставочном стенде идеально подходит дыхание животом, стоя в расслабленном состоянии. Одновременно с дыханием животом стоя можно выполнять «незаметные» упражнения — сжимать-разжимать кулаки или менять попеременно позиции ног без движения торса.

Дыхание «Бодифлекс» выглядит так: нужно выдохнуть весь воздух через рот, быстро вдохнуть через нос, из диафрагмы с силой выдохнуть весь воздух через рот, задержать дыхание, максимально втянуть живот, сосчитать до 8—10, расслабиться и вдохнуть. Итак, выдох (живот втягивается) — вдох (полный живот) — сильный выдох (живот втягивается). Далее на задержке дыхания втягиваете живот еще сильнее и считаете до 8—10. Потом выдох. Конечно, для овладения техникой этого дыхания нужно сначала потренироваться дома и довести технику до такого совершенства, чтобы делать все качественно, незаметно для окружающих, не раскашляться и не издавать громких звуков при вдохе-выдохе. На фоне выдоха и втянутого живота можно тоже делать «незаметные» упражнения руками или ногами. Дыхательную гимнастику «Бодифлекс» хорошо еще делать, сидя за письменным столом или в транспорте. Все очень хорошо получается и в положении сидя: выдох — вдох — выдох — задержка дыхания — вдох. Отлично проходит эта дыхательная схема и при ходьбе.

Пять этапов дыхательной гимнастики «Бодифлекс»

Этап 1. Выдохните из легких через рот весь застоявшийся в легких воздух — соберите губы в трубочку и медленно и равномерно выпустите из себя весь воздух без остатка.

Этап 2. Быстро вдохните через нос.

Этап 3. Резко выдохните весь воздух через рот, причем как можно ниже в диафрагме.

Этап 4. Выдохнув весь воздух, закройте рот, задержите дыхание и сделайте втягивание живота на 8—10 счетов. Продолжайте держать его в течение всего этапа, не дыша! Наклоните голову, втяните желудок и поднимите его вверх. Представьте, как ваш желудок и другие органы брюшной области буквально засовываются под ребра. Это называется «втягиванием живота» и является частью упражнений, делающих живот плоским.

Этап 5. Расслабьтесь и вдохните. Отпустите мышцы живота. Вдыхая, вы должны почувствовать, как воздух врывается в ваши легкие.

Подведем итоги: выдох — вдох — выдох — задержка дыхания — вдох.

Для того чтобы освоить это дыхательное упражнение, понадобится время. Когда дыхательное упражнение у вас будет получаться легко, переходите к изучению комплекса упражнений. Из всех предложенных упражнений вы можете выбрать те, которые вам необходимы.

При выполнении упражнений возможно возникновение головокружения. Если головокружение очень сильное или не прекращается — остановитесь. Сядьте и дышите ровно, пока головокружение не пройдет. Затем начните сначала. Когда вы только начнете заниматься «Бодифлексом», у вас может посреди пятнадцатиминутного комплекса появиться одышка. Это тоже совершенно нормально. Продолжайте занятия, чтобы выработать в себе силу и выносливость, и вскоре вы сможете выполнять весь комплекс без остановки. Оптимальное время для выполнения «Бодифлекса» — это утром на голодный желудок. В любом случае (даже если вы выполняете упражнения днем или вечером), постарайтесь перед началом занятий не употреблять пищу (в течение 2—3 часов). Последний прием пищи перед занятиями должен быть необременительным (фрукты, овощи).

«Бодифлекс» аналогичен утренней гимнастике. Данные упражнения отлично подойдут женщинам с низким уровнем двигательной активности. В основе гимнастики лежит сочетание глубокого дыхания с выполнением упражнений на увеличение гибкости и укрепление основных мышечных групп.

В программе 12 упражнений, которые надо выполнять перед завтраком, в течение 15 минут, каждый день. По рекомендации Грир Чайлдерс, программу надо выполнять на пустой желудок, можно выпить стакан жидкости (сока, воды, чая). Предлагаемые упражнения носят оздоровительный характер, и при каждодневном выполнении помогут немного укрепить мышцы бедер, улучшить подвижность суставов и эластичность мышц, связок, сухожилий. Ценность программы заключается в ее простоте и непродолжительности. В программе применяются изотонические, изометрические и растягивающие позы для дыхательных упражнений, чтобы можно было подтягивать мышцы одновременно со сжиганием жира. Изометрические упражнения подтягивают одну группу мышц относительно другой группы или неподвижного предмета. Изотонические упражнения используют собственное сопротивление тела.

Важно запомнить, как выполняется пятиэтапное дыхание: выдох, вдох, сильный выдох, задержка дыхания, опустить голову (если упражнения делаются не лежа), втянуть живот — а как только вы втяните живот, следует тут же принять нужную позу, задерживая дыхание и оставаясь в этой позе на 8—10 счетов. «Бодифлекс» можно изменять, упрощать, усложнять. Даже просто делая дыхательные упражнения, вы станете энергичнее.

Для повышения эффективности программы ее можно выполнять 2 раза в день. Первый утром, а второй вечером — перед ужином, но с условием, что вы 2 часа перед этим ничего не ели. Начальная поза (в ней легче всего научиться правильно дышать) — ноги на ширине 30—35 сантиметров, руки опираются ладонями на два с половиной сантиметра выше коленей (как будто вы хотите сесть). Смотрите прямо перед собой.

О Упражнение 1. «Лев»

Это упражнение тренирует не только тело, но и лицо с шеей.

Начальная поза. Это обычная поза стоя, ноги на ширине 30—35 см, руки опираются ладонями на ноги на два с половиной сантиметра выше коленей. Будто вы собираетесь сесть. Выполните дыхательное упражнение, задержите дыхание, втяните живот и примите основную позу.

Основная поза. Эта поза предназначена для работы над лицом, щеками, областью под глазами, морщинками вокруг рта и носа. Она взята из йоговской «позы льва», но делается несколько иначе. При йоговской позе вы просто широко раскрываете рот, расслабив губы, — получается «широкая пасть старого льва». Мы же сначала соберем губы в маленький кружочек. Теперь откройте глаза очень широко и поднимите их (так вы подтягиваете мышцы под глазами). В это же время опустите кружочек губ вниз (напрягая щеки и носовую область) и высуньте язык до предела (это работает на область под подбородком и шею), не расслабляя губ. Выдержите эту позу на восемь счетов. Поза выполняется пять раз.

Советы выполняющим:
- не открывайте рот слишком широко;
- когда вы максимально далеко высовываете язык из низкого маленького кружочка губ, то должны почувствовать, как тянутся мышцы от области под глазами до самого подбородка — при выполнении этого упражнения можно либо все время оставаться в начальной дыхательной позе, либо после втягивания живота выпрямиться. Стоя выполняйте основную позу на восемь счетов, а с выдохом вернитесь в начальную позу.

Упражнение 2. «Уродливая гримаса»

Начальная поза. Возможно, вам лучше сначала выполнить упражнение без дыхательной части. Встаньте прямо, выведите нижние зубы за передние (дантист назвал бы это неправильным прикусом) и выпятите губы, как будто пытаетесь поцеловать кого-то. Выпячивая губы, вытягивайте шею, пока не почувствуете в ней напряжение. Теперь поднимите голову и представьте, что вы собираетесь поцеловать потолок. Вы должны почувствовать растяжение от кончика подбородка до самой грудины. Не удивляйтесь, если на следующее утро у вас будет болеть шея. Просто эти мышцы до этого никогда не работали. Когда вы освоите упражнение (и поймете, насколько оно оправдывает свое название), скомбинируйте его с остальными частями упражнения. Начальная поза — основная поза для дыхания, ноги расставлены, руки над коленями, ягодицы в положении, словно вы намереваетесь сесть. Выполните дыхательное упражнение, задержите дыхание, втяните живот и примите основную позу.

Основная поза. Шея и подбородок в описанном выше положении. Стойте прямо, руки откидываются назад (как будто вы на трамплине — это для удержания равновесия), и подбородок поднимается к потолку. Подошвы должны полностью касаться пола. Сделайте упражнение пять раз, каждый раз задерживая дыхание на 8 счетов.

Советы выполняющим:
- ❖ не закрывайте рот — прикройте нижними зубами верхние и выпятите губы как

мартышка — не поднимайтесь на цыпочки, когда вы тянетесь к потолку. Вы можете не только потерять равновесие, но и слишком плохо растянуть мышцы;
- ❖ между повторениями обязательно возвращайтесь в основную дыхательную позу. Отдышитесь и продолжайте.

○ Упражнение 3. «Боковая растяжка»

Укрепляет мышцы боковой поверхности туловища.

Начальная поза. Примите основную дыхательную позу — ноги на ширине плеч, колени согнуты, ладони на два с половиной сантиметра выше коленей, ягодицы в таком положении, словно вы собираетесь сесть, голова смотрит вперед. Сделайте дыхательное упражнение, втяните живот и примите основную позу.

Основная поза. Опустите левую руку, чтобы локоть находился на согнутом левом колене. Вытяните правую ногу в сторону, оттянув носок, не отрывая ступни от пола. Ваш вес должен приходиться на согнутое левое колено. Теперь поднимите правую руку и вытяните ее над головой, над ухом, и тяните ее все дальше и дальше, чтобы почувствовать, как тянутся мышцы сбоку, от талии до подмышки. Рука должна оставаться прямой и находиться близко к голове. Выдержите позу на 8 счетов, переведите дыхание. Сделайте упражнение три раза в левую сторону, а потом три раза в правую.

Советы выполняющим:

* не сгибайте руку в локте, когда вы ее поднимаете, чтобы правильно произвести растяжку. Просто потянитесь и растяните мышцы;
* пальцы вытянутой ноги должны быть оттянуты, чтобы растяжка была действительно хорошей;
* сохраняйте правильную позу. Не наклоняйтесь вперед;
* если поза правильная, вы будете немного напоминать метателя диска.

Упражнение 4.

«Оттягивание ноги назад»

Укрепление ягодичных мышц.

Начальная поза. Опуститесь на пол, опираясь на ладони и колени. Теперь опуститесь на локти. Вытяните ногу прямо позади себя, не сгибая колена, пальцы ноги должны смотреть вниз и опираться о пол. Вес должен быть на локтях и руках, которые лежат прямо перед вами, ладонями вниз. Голова поднята, вы смотрите прямо перед собой. Выполните всё пятиэтапное дыхательное упражнение: выдох, вдох, мощный выдох, задержка дыхания, опустите голову, втяните в себя живот. Втянув живот, задержите его и примите основную позу.

Основная поза. Поднимите отведенную назад прямую ногу так высоко, как только можете, носок по-прежнему к себе. Напрягите и соедините ягодичные мышцы. Задержите положение и дыхание, сжимайте и разжимайте ягодицы, выполнить упражнение на 8 счетов. Освободите дыхание и опустите ногу. Сделайте упражнение три раза одной ногой и три раза второй.

Советы выполняющим:
- не оттягивайте носки во время этого упражнения. Это изменит путь крови (с которой переносится сжигающий жир кислород) и направит ее в область икр. А сейчас нам нужно работать не над икрами, а над большими ягодичными мышцами. Ваши носки всегда должны быть повернуты к вам;
- держите ногу совершенно прямой. Не позволяйте колену сгибаться. Это помогает создавать напряжение именно в ягодичных мышцах;
- никогда не делайте этого упражнения, если вы не опираетесь о пол локтями. Если вы будете выполнять его на ладонях и коленях, то можете повредить спину;
- как и в случае со всеми следующими упражнениями, не теряйте ценного времени на то, чтобы принять нужную позу после втягивания живота. Отсчет начинается только тогда, когда вы принимаете основную позу. Принимайте основную позу после втягивания живота побыстрее.

Упражнение 5. «Сейко»

Формирование мышц наружной поверхности бедра.

Начальная поза. Встаньте на руки и колени и вытяните прямую правую ногу в сторону, под прямым углом к телу. Правая ступня должна быть на полу. Выполните дыхательное упражнение, задержите дыхание, втяните живот и примите основную позу.

Основная поза. Поднимите вытянутую ногу до уровня, когда нога параллельна полу. Тяните ее вперед, по направлению к голове. Нога должна оставаться прямой. В этом упражнении носок может быть и оттянут, и согнут — это не имеет значения. Просто задержитесь на 8 счетов. Переведите дыхание и опустите ногу, приняв начальную позу на полу. Упражнение нужно выполнять по три раза на каждую сторону.

Советы выполняющим:
- не сгибайте поднятую ногу в колене. Это снимает напряжение с внутренней поверхности бедра;
- постарайтесь поднимать ногу как можно выше. В первый раз большинству людей удается поднять ее всего на 9 сантиметров над полом;
- поднимая ноги, держите руки прямыми. Можно немного наклониться в противоположную сторону, чтобы сохранить равновесие, но постарайтесь держаться как можно более прямо.

○ Упражнение 6. «Алмаз»

Укрепление мышц рук.

Начальная поза. Встаньте прямо, ноги на ширине плеч, замкните руки в круг перед собой. Локти держите высоко, вытянутые пальцы сомкните. Немного округлите спину, чтобы удерживать локти вверху, но руки должны касаться одна с другой только пальцами, а не ладонями. Выполните дыхательное упражнение, задержите дыхание, втяните живот и примите основную позу.

Основная поза. Теперь как можно сильнее упритесь пальцами друг в друга. Вы почувствуете, как мышечное напряжение идет от обоих запястий по всей руке и груди. Удерживайте напряжение на 8 счетов. Теперь отдышитесь. Повторите упражнение три раза.

Советы выполняющим:
- ❖ касаться друг друга должны только кончики пальцев.
- ❖ не опускайте локти. В противном случае давление будет приходиться не на верхнюю часть рук, а только на грудь.

○ Упражнение 7. «Шлюпка»

Упражнение для мышц внутренней поверхности бедра.

Начальная поза. Сядьте на пол, раскинув ноги как можно шире в виде перевернутой буквы «V». Не отрывая пяток от земли, потяните к себе носки и направьте их в стороны, чтобы дополнительно растянуть внутреннюю поверхность бедер. Обопритесь ладонями о пол сзади себя. Держитесь на прямых руках, выполните пятиэтапное дыхательное упражнение. Нагнув голову и втянув живот, задержите дыхание и примите основную позу.

Основная поза. Переместите руки из-за спины вперед, наклонитесь в области талии и поставьте руки на пол перед собой. Не отрывая пальцев от ковра, «идите» вперед, постепенно наклоняясь все ниже. Вы почувствуете растягивание внутренней части бедер. Задержитесь на 8 счетов. Выдохните, поставьте руки позади себя и начните заново. Повторите упражнение три раза.

Советы выполняющим:
- растяжка должна быть осторожной. Наклоняясь вперед, не делайте резких движений — это может стать причиной травмы. Просто растягивайтесь. Потянитесь вперед и останьтесь в этом положении, потом потянитесь еще немного и снова подождите, удлиняя и растягивая мышцы. Делайте растяжку расслабленно, не напрягайтесь;
- это упражнение можно делать с помощью ножки стола. Разместите ноги по обе стороны от ножки стола как можно шире. В начальной позе держитесь за ножку стола (которая должна быть приблизительно в тридцати сантиметрах от груди) обеими руками, а после выполнения дыхательной части и задержки дыхания подтяните грудь вперед с помощью ножки стола и задержитесь на 8 счетов;

* если вы не чувствуете, как тянется внутренняя поверхность бедра, это означает, что ваши ноги расставлены недостаточно широко. Если вы давно не растягивались, вам будет это делать довольно сложно. Не теряйте упорства;
* постарайтесь не сгибать коленей. Это уменьшает растяжку.

Упражнение 8. «Кренделек»

Укрепление мышц наружной поверхности бедра, формирование талии.

Начальная поза. Сядьте на пол, скрестив ноги в коленях. Левое колено должно находиться над правым. Держите ногу ниже колена как можно прямее и горизонтальнее. Поставьте левую руку за спину, а правой рукой возьмите себя за левое колено. Сделайте дыхательное упражнение, задержите дыхание, втяните живот и примите основную позу.

Основная поза. Вес приходится на левую руку. Правой рукой подтяните левое колено вверх и к себе как можно ближе, а туловище сгибайте в талии влево, пока не сможете посмотреть назад. Вы должны почувствовать, как растягиваются мышцы наружной поверхности бедра и талии. Задержитесь в этом положении на 8–10 счетов. Выдохните и начните заново. Выполните это упражнение три раза с левой ногой сверху и три раза с правой ногой, чтобы правая рука была сзади, правое колено подтягивалось левой рукой, а вы поворачивались вправо.

Советы выполняющим:
- ❖ подтягивая колено вверх и вперед, делайте это как можно ближе к груди;
- ❖ сгибаясь в талии, постарайтесь посмотреть как можно дальше позади себя. Вы почувствуете, как это влияет на растяжку.

O Упражнение 9.
«Растяжка подколенных сухожилий»

Укрепление мышц задней поверхности бедра.
Начальная поза. Лягте на спину. Поднимите ноги перпендикулярно полу. Носки подтяните к себе, чтобы ступни были плоскими (если у вас проблемы со спиной, можно положить под ягодицы подушку). Потянитесь к ногам и руками возьмитесь за верхнюю часть каждой икры. Не опускайте локти. (Если вы не можете достать до икр, достаточно удержать руки за коленями.) Не отрывая головы и спины от пола, сделайте дыхательное упражнение: выдох, вдох, сильный выдох, задержите дыхание, втяните живот (помните, что, когда вы лежите, перед втягиванием живота голова не опускается). Втянув живот, сразу же принимайте основную позу.

Основная поза. Сохраняя ноги прямыми, руками осторожно ведите их к голове все ближе и ближе, не отрывая ягодиц от пола, чтобы растянуть подколенные сухожилия. Вы почувствуете там такую растяжку, какой не чувствовали, возможно, никогда, потому что никогда не работали над этой зоной. Задержитесь в этом положении на 8 счетов. Выдохните и верните ноги в начальное положение, носки к себе, руки вокруг икр. Упражнение выполняется три раза.

Советы выполняющим:

❖ постарайтесь не сгибать колени, хотя вначале у вас не будет другого выхода, потому что вы не так гибки, как вам казалось. Пусть вашей целью станет прямая и тонкая линия от ступней до ягодиц. С каждым днем у вас будет получаться все лучше и лучше;

❖ не отрывайте ягодиц от пола, потому что это сводит на нет пользу от упражнения. Нужно растягивать подколенные сухожилия, а если вы поднимаете ягодицы, растяжение будет происходить не там;

❖ всегда держите голову на полу. Не позволяйте ей приподниматься, пока вы ведете отсчет;

❖ держите ступни прямыми.

○ Упражнение 10. «Брюшной пресс»

Укрепление мышц брюшного пресса.

Начальная поза. Лягте на спину, выпрямите ноги. Теперь поднимите ноги так, чтобы колени были согнуты, а ступни стояли на полу, на расстоянии 30—35 см друг от друга. Потянитесь руками вверх. Голову не отрывайте от пола. Выполните дыхательное упражнение, втяните живот и примите основную позу.

Основная поза. Держа руки прямыми, вытяните их вверх, в то же время поднимая плечи и отрываясь от пола. Голова должна быть откинута назад. Смотрите на воображаемую точку на потолке позади себя. Постарайтесь как можно больше оторваться от пола. Пусть плечи и грудь поднимутся как можно выше. Теперь опуститесь на пол — сначала нижнюю часть спины, потом плечи, а затем голову. Как только голова коснулась пола, тут же снова поднимайтесь. Голова должна оставаться откинутой назад. Руки поднимите вверх. Подтянитесь вверх и задержитесь в этом положении на 8—10 счетов. Выполните упражнение три раза.

Советы выполняющим:

- в основной позе держите голову откинутой назад, с поднятым подбородком, чтобы не повредить шею. Найдите какую-нибудь точку на потолке позади себя, чтобы смотреть на нее, пока подтягиваетесь вверх. Так голова будет принимать правильное положение. Держа подбородок на груди, вы будете обманывать сами себя — вместо брюшного пресса всю работу будут выполнять голова и плечи;
- никогда не раскачивайтесь и не отталкивайтесь. Вам нужно, чтобы работали мышцы, а не физические законы. Представьте, что вы подтягиваете себя за руки и снова опускаетесь. Не отдыхайте, когда оказываетесь на полу. Пусть мышцы живота постоянно работают. Только слегка коснитесь пола затылком и снова поднимайтесь.

О Упражнение 11. «Ножницы»

Укрепление мышц нижней части брюшного пресса.

Начальная поза. Лягте на пол, вытяните и сомкните ноги. Руки подложите ладонями вниз под ягодицы, чтобы поддерживать спину. Держите голову на полу, не поднимайте поясницу. Это поможет избежать неприятностей со спиной. Сделайте дыхательное упражнение, втяните живот и задержите дыхание. Теперь переходите в основную позу.

Основная поза. Поднимите ноги вместе на 8–9 сантиметров над полом. Делайте как можно более широкие махи в стиле ножниц, чтобы одна нога оказывалась над или под другой. Носки должны быть вытянутыми. Делайте так на 8–10 счетов. Выдохните. Повторите три раза.

Советы выполняющим:
- всегда держите ладони под ягодицами и прижимайте поясницу к полу, чтобы не повредить спину. Не позволяйте спине выгнуться;
- во время «ножниц» ступни должны быть не выше 7–9 см над полом. Это дает наибольшее напряжение на брюшной пресс;
- всегда вытягивайте носки, чтобы добавить нагрузку на брюшной пресс и бедра;
- не поднимайте головы;
- махи должны делаться как можно шире и быстрее.

O Упражнение 12. «Кошка»

Начальная поза. Опуститесь на ладони и колени. Ладони должны лежать на полу, руки и спина выпрямленные. Держите голову кверху, смотрите прямо перед собой. Выполните дыхательное упражнение, задержите дыхание, втяните живот и примите основную позу.

Основная поза. Наклоните голову. В то же время выгните спину, поднимая ее как можно выше, чтобы выглядеть разозленной кошкой. Задержитесь в этом положении на 8—10 счетов. Выдохните и расслабьте спину. Повторите упражнение три раза.

Советы выполняющим:
- если это упражнение выполняется правильно, оно выглядит как одно ровное перекатывающееся движение тела от живота до спины.

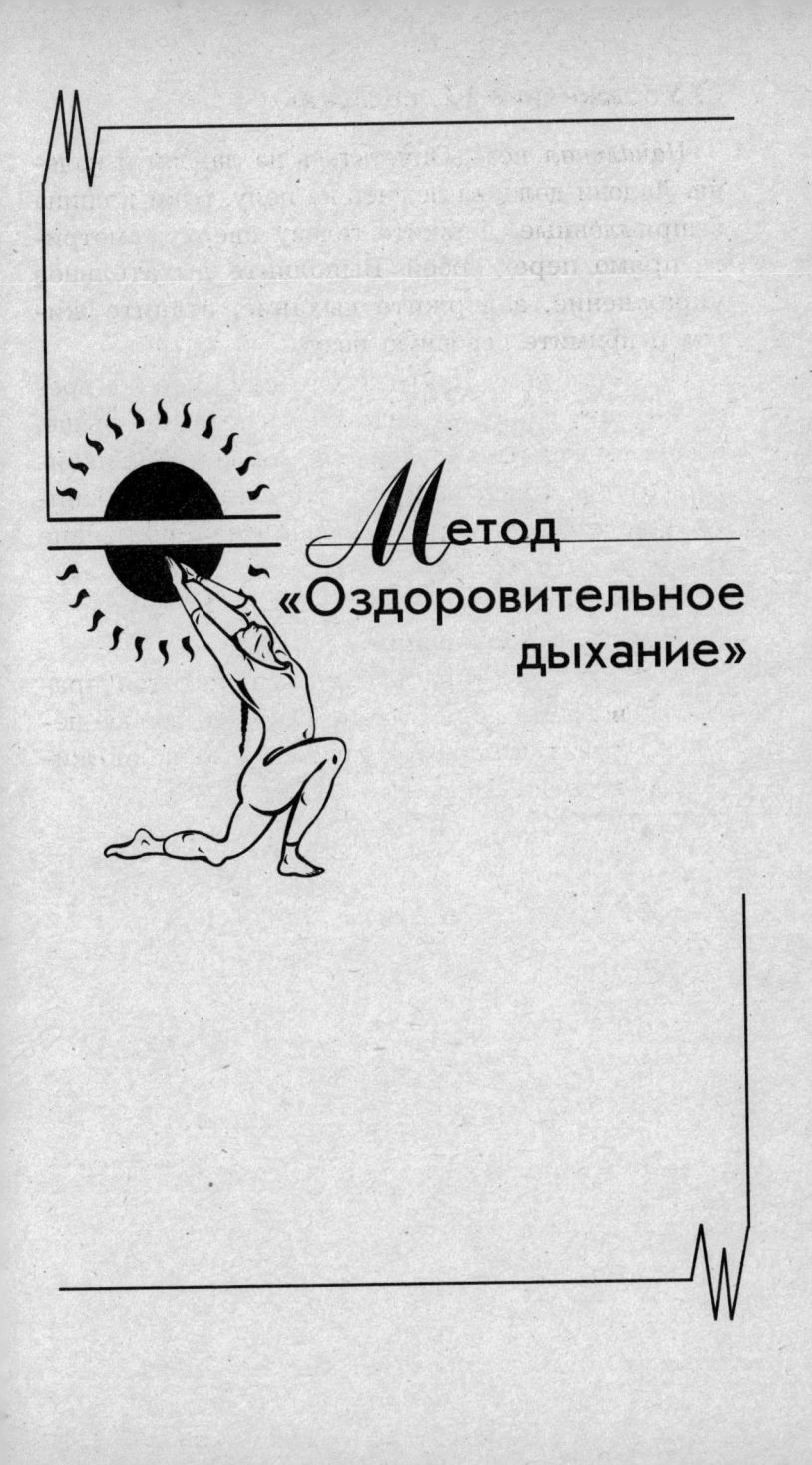

Метод «Оздоровительное дыхание»

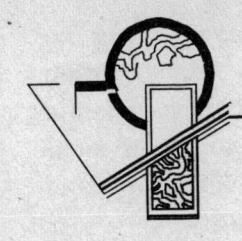

В наше время появился новый метод под названием «Оздоровительное дыхание» с учетом понимания роли углекислого газа в физиологических процессах, происходящих в организме человека.

Физиологический смысл «Оздоровительного дыхания» заключается в том, что с его помощью создаются условия, при которых в артериальной крови человека, использующего это дыхание, повышается концентрация углекислого газа. В соответствии с эффектом Вериго-Бора, а также на основании работ К.П. Бутейко увеличение концентрации углекислого газа в артериальной крови способствует проявлению целого ряда положительных реакций в организме человека. Самыми важными из них являются увеличение количества кислорода, переходящего из крови в органы и ткани, и дополнительное очищение кровеносных сосудов и капилляров от различных образований и шлаков. По результатам научных исследований К.П. Бутейко можно утверждать, что увеличение концентрации углекислого газа в артериальной крови до 5% и выше способствует улучшению работы всего организма и оздоровлению человека в целом.

В основу «Оздоровительного дыхания» положены три главных принципа.

1. Дыхание (вдох и выдох) осуществляется только через нос.
2. Дыхание не должно быть глубоким.
3. Дыхание должно быть трехфазным, т.е. состоять из вдоха, выдоха и паузы между выдохом и вдохом, причем с увеличением паузы концентрация углекислого газа в артериальной крови возрастает.

Как осуществляется принцип «Оздоровительного дыхания», можно увидеть на следующих примерах.

1. ХОЖДЕНИЕ ПЕШКОМ. Первый шаг — вдох через нос. Второй шаг — выдох через нос. Третий и четвертый шаг — пауза в дыхании. Пятый шаг — вдох через нос. Шестой как второй. И т.д.

2. БЕГ ТРУСЦОЙ. Первый и второй шаги — вдох через нос. Третий и четвертый шаги — выдох через нос. Пятый и шестой шаги — пауза в дыхании. Седьмой и восьмой шаги — вдох через нос. Девятый и десятый, как третий и четвертый. И т.д.

3. В ПОКОЕ — ЛЕЖА, СИДЯ, СТОЯ. На счет один — вдох. На счет два — выдох. На счет

три-четыре — пауза в дыхании. Вновь на счет один — вдох и т.д.

Представленные примеры показывают, что данным способом дыхания может легко овладеть любой человек. Но при этом необходимо осознавать, что стабильный положительный результат проявится только тогда, когда человек, решивший улучшить свое здоровье, будет заниматься ежедневно, не менее часа в день и не менее трех-четырех недель подряд. Лучший вариант, если главные принципы оздоровительного дыхания станут для вас естественными и будут соблюдаться всегда и везде, поскольку так дышать можно и в транспорте, при проезде на работу или учебу, за рабочим столом, в постели после сна, во время прогулки и т.д. Оздоровительное дыхание для тех, кто им не занимается постоянно, в критических случаях может служить как скорая помощь. Выполняя определенные физические действия, можно ослабить астматический приступ, снять головную боль, избавиться от запоров, а также устранить ряд других недомоганий. Только при этом необходимо помнить, что в этом случае вы избавляетесь от симптомов, а с самой болезнью, вызвавшей эти симптомы, необходимо бороться долго, кропотливо и очень серьезно.

Эффективность воздействия ОД на человеческий организм можно значительно увеличить с помощью выполнения ряда динамических и статических упражнений. Комплекс физических упражнений позволяет сделать своеобразную направленную «промывку» кислородом и углекислым газом кровеносных сосудов, суставов, тканей и всех органов тела, в результате чего происходит их очистка и восстановление первоначальных функций.

Кровь — это среда, осуществляющая транспорт различных веществ, в том числе кислорода и углекислого газа в пределах организма. Кровь переносит кислород от легких к потребляющим его тканям, и именно кровь забирает углекислый газ, появляющийся в тканях в процессе метаболических преобразований, и доставляет его к выводящим органам, в том числе и к легким.

Воздух вокруг нас состоит из 78% азота, 21% кислорода и смеси других газов, составляющих примерно 1%, в том числе и углекислого газа, концентрация которого составляет 0,03−0,008%. Артериальная кровь человека в среднем содержит 2% кислорода и 4% углекислого газа. Кислород в крови на 99% находится в эритроцитах, где образует соединение с гемоглобином, так называемый оксигемоглобин. Примерно 1% кислорода от его общего количества в крови растворяется в плазме. При стандартных условиях, то есть при температуре тела 36−37 °C и давлении 360 мм рт. ст., растворить в крови человека большее количество кислорода невозможно, поскольку для этого нужно либо значительно повысить количество эритроцитов в крови, либо увеличить окружающее давление в несколько раз.

Совсем иначе обстоит дело с углекислым газом. Растворимость углекислого газа в крови может превышать и 10%, причем растворяется он и в плазме, и в клетках крови.

Сопоставляя концентрации кислорода и углекислого газа в воздухе и в крови человека, можно сделать вывод, что кислород в окружающем воздухе содержится в избытке, а вот углекислого газа явно недостаточно. Как же этот парадокс решается в природе? А вот так. В легких создается так называемый легочный объем со своим составом газовой смеси, отличной от состава воздуха.

Газовая смесь в легких содержит повышенное по сравнению с воздухом количество углекислого газа, а кислорода в ней столько же, сколько и в воздухе.

Во время вдоха, в спокойном состоянии, человек вдыхает примерно 0,5 л воздуха. Если человек дышит через нос, этот воздух заполняет полость носа и начало носоглотки. Последующий выдох вытесняет часть воздуха, который попал в нос и носоглотку при вдохе, и частично газовую смесь, которая образуется в легких. Кислород и углекислый газ попадают в легкие и вытесняются из них посредством конвекции и разницы в концентрациях. Состав газовой смеси в легочном объеме в этом случае поддерживается на оптимальном для организма уровне. Иное дело, если вдох и выдох осуществляются через рот. Поток воздуха беспрепятственно направляется в легкие и резко меняет состав газовой смеси в легочном объеме, при этом концентрация кислорода практически не изменяется, а вот концентрация углекислого газа значительно падает. Соответственно уменьшается и концентрация углекислого газа в артериальной крови. К чему это приводит? Еще в XX в. русский врач Б.Ф. Вериго открыл эффект, впоследствии названный его именем, о роли углекислого газа в процессах, происходящих в крови. Одним из следствий этого эффекта является открытие зависимости степени закрепления кислорода в эритроцитах от концентрации углекислого газа в крови. Чем больше углекислого газа в артериальной крови человека, тем легче осуществляется отрыв кислорода от гемоглобина и переход его из крови в ткани и органы и наоборот — недостаток углекислого газа в крови способствует закреплению кислорода в эритроцитах. Кровь циркулирует по организму, а кислород не отдает! Вот так и возникает кислородное голодание. Кислорода в крови достаточно, а органы сигнализируют о недостатке кислорода. Человек начинает задыхаться, стремится вдохнуть глубже, дышать чаще и тем самым еще больше вымывает из крови углекислый газ и еще больше закрепляет кислород в эритроцитах.

Становится понятным, почему известные дыхательные практики, основанные на ограничении дыхания, положительно сказываются на здоровье человека. Следовательно, для снятия симптомов кислородного голодания необходимо срочно закрыть рот, сделать паузу в дыхании и затем постараться дышать только носом, спокойно делая неглубокие вдохи и выдохи, перемежая их паузами. Надо отметить, что дыхание, осуществляемое через нос, способствует очищению попадающего в организм воздуха, а значит, устраняет возможность появления в крови нежелательных микроорганизмов, пыли, пыльцы растений и других частиц, нередко вызывающих различные заболевания и аллергические реакции. Это происходит благодаря конструкции воздухо-проводящих каналов носа, покрытых слизистым секретом и волосками — ворсинками, на которых остаются частицы, плавающие в воздухе. Трудно переоценить влияние углекислого газа на кислотно-щелочное равновесие в крови. Известно, что у спортсменов во время тренировок или соревнований концентрация углекислого газа в крови постоянно повышена. Именно поэтому у них чистые, лишенные всяких отложений сосуды, здоровые органы, крепкие суставы и кости. Люди, занимающиеся спортом, не имеют избыточного веса, меньше болеют, более выносливы, имеют повышенный иммунитет. А вот те, кто после длительных занятий спортом резко прекратил тренировки, как правило, начинают серьезно болеть. В крови этих людей снижается концентрация углекислого газа, кислотно-щелочное равновесие сдвинуто в щелочную сторону, уменьшается и количество кислорода, переходящего из крови в ткани организма. В кровеносных сосудах появляются различные новообразования и отложения (например, холестериновые бляшки, тромбы и т.д.), которые препятствуют нормальному кровообращению, способствуют повышению кровяного давления, снижают эффективность выведения из организма отработанных продуктов жизнедеятельности организма. Часть мелких кровеносных сосудов — капилляров забивается продуктами распада и вообще перестает функционировать. Это, в свою очередь, пагубно сказывается на работе того органа, в котором часть капилляров не работает, и начинаются болезни. Есть мнение, что недостаток углекислого газа, являющегося одним из самых сильных антиоксидантов, разрушающих конгломераты свободных радикалов в крови и тканях организма, также может быть причиной различных заболеваний и раннего старения человека.

Таким образом, с точки зрения физиологии, положительный эффект от увеличения концентрации углекислого газа в крови вполне объясним. Следовательно, объяснимы и главные принципы «Оздоровительного дыхания», позволяющие увеличить концентрацию углекислого газа в крови человека и благотворно влиять на его здоровье.

В свою очередь, дополнительный кислород активизирует метаболические процессы, происходящие в клетках тканей, что приводит, в конечном счете, к нормализации работы органов и организма в целом. Полноценно работающий орган, с одной стороны, стремится очиститься от шлаков и других продуктов распада, в чем ему активно помогает углекислый газ, а с другой стороны, он начинает влиять на сопряженные с ним другие органы, способствуя процессам нормализации и их деятельности. Происходит своеобразная промывка организма кислородом и углекислым газом. Процессы очищения и оптимизации работы отдельных органов можно усилить дополнительным потоком крови через них с помощью определенных физических упражнений. Например, вращение рук в плечевых суставах способствует усиленному приливу и протоку крови в ткани, прилегающие к этим суставам. Поскольку кровь благодаря ОД (оздоровительное дыхание) содержит увеличенную концентрацию углекислого газа, а следовательно, легче отдает кислород в ткани, то и кислорода и углекислого газа в области плечевых суставов будет значительно больше, чем в других частях тела. Следовательно, и благотворное воздействие этих газов на работу плечевых суставов будет существенно больше.

Обязательно надо знать о некоторых неприятных моментах, иногда сопровождающих ОД.

Саногенез — так назвал и подробно объяснил К.П. Бутейко реакцию организма на очищение и нормализацию деятельности отдельных органов при запаздывании этих процессов во всем организме в целом. Происходит разбалансирование работы одних органов относительно других. Часть органов очистилась и нормализовала свою деятельность, а другая часть еще остается загрязненной и продолжает работать по-прежнему. Как правило, это сопровождается нарушением равновесия солевого обмена в организме. Проявление реакции очищения у разных людей проходит по-разному. У одних повышается температура, появляется тошнота, рвота, иногда понос. У других могут начаться сильные головные или мышечные боли. У третьих могут обостриться старые заболевания. Некоторые явления саногенеза вообще не замечают, а другие могут испытывать значительные неудобства в течение нескольких дней. В любом случае реакции очищения сигнализируют о благоприятных процессах, происходящих в организме в результате занятий ОД. Выздоровление через обострение! Эта формула известна с древности. Явление саногенеза не должно поколебать уверенность занимающихся оздоровительным дыханием в скором и полном оздоровлении организма. Что делать при наступлении саногенеза? Первое — ни в коем случае не прекращать занятий.

При головных и мышечных болях К.П. Бутейко рекомендует пить соли натрия, калия — до 1 г, сульфата магния — 2 г на стакан воды, столовую ложку хлористого кальция или 2–3 таблетки глюканата кальция и т.д. Именно дефицит этих солей и вызывает боль. Температуру до 39 градусов сбивать не надо. Если обострились старые заболевания, принимайте те лекарства, которые принимали ранее, но в половинных количествах.

Можно принимать лекарства и заниматься оздоровительным дыханием, и поначалу даже нужно. Организм человека не любит резких изменений в привычном укладе жизни. По мере продолжения занятий у большинства занимающихся просто исчезнет потребность в их принятии

Как правило, через 1–2 недели после начала полноценных занятий оздоровительным дыханием происходит потеря аппетита, особенно у людей с излишним весом. Это благоприятный сигнал того, что организму не требуется столько питания. Никогда не надо есть через силу или потому что так надо. Есть надо только тогда, когда хочется. Этот период очень подходит для нормализации веса тела. Занятия ОД активизируют подсознание человека. Прислушивайтесь к своему организму, и вам станет ясно, когда и сколько надо есть, пить, спать и т.д.

Любые физические упражнения, выполняемые с соблюдением основных принципов ОД, полезны и способствуют оздоровлению. Такие занятия, как ходьба, бег, плавание, аэробика, езда на велосипеде, выполняемые в соответствии с правилами ОД, позволяют очень быстро получить замечательные результаты в оздоровлении. Комплекс физических упражнений рассчитан на самый разный возраст людей, состоит из известных, несложных движений, не требующих особой силы, сноровки и ловкости, выполняемых с соблюдением основных принципов ОД. Комплекс способствует более легкому усвоению правил ОД и предназначен для ускоренного оздоровления всего организма в целом. Желательно в течение дня делать все упражнения, рекомендуемые комплексом, поскольку только в этом случае можно сделать кислородно-углекислотную промывку всего организма. По мере того, как наберется опыт и трудности с выполнением упражнений закончатся, можно будет начинать варьировать количество упражнений, уменьшая их там, где все в порядке, и увеличивая там, где это необходимо.

В целях удобства выполнения, а также для повышения эффективности упражнения в комплексе разделены на 5 групп. Каждая из 5 групп упражнений предназначена для проработки определенных зон тела. Все тело человека условно разделено сверху вниз на 5 зон: 1 — шейно-головная зона; 2 — средняя зона; 3 — поясничная зона; 4 — половая зона; 5 — нижняя зона.

Упражнения одной зоны желательно выполнять подряд друг за другом, так как это способствует более полной проработке и «промывке» кислородом и углекислым газом всех сосудов, суставов, мышечных тканей и органов, находящихся в этой зоне. Переход к упражнениям в другой зоне можно делать после перерыва в течение всего дня, до еды и не раньше чем через час после принятия пищи. Упражнения выполняются в хорошо проветренном помещении, без сквозняков, при температуре 17−22 ⁰C. Поскольку почти 70% отходов и шлаков из организма выводится через кожу, упражнения желательно выполнять минимально одетым, а еще лучше обнаженным. После выполнения комплекса упражнений, для того чтобы очистить кожу от выделений, необходимо принять душ. Дыхание, вдох и выдох, во время выполнения упражнений осуществляется только через нос, при этом надо стараться, чтобы дыхание было неглубоким и его не было видно, т. е. грудная клетка не вздымалась. В начале занятий количество повторений каждого упражнения подбирается самостоятельно, с учетом своих физических возможностей. Ни в коем случае нельзя делать упражнения на пределе, через силу. Все упражнения выполняются на счет: 1 — вдох, 2 — выдох, 3 — пауза в дыхании, 4 — продолжение паузы в дыхании, 5 — вдох и т.д. Темп выполнения упражнений тоже выбирается самостоятельно, но желательно, чтобы счет был равномерным и соответствовал по времени 1−2 секундам. По мере усвоения упражнений дыхательные циклы могут усложняться и количественно, и качественно. Как правило, это касается темпа и увеличения продолжительности паузы в дыхании. Чем длиннее пауза, тем больше углекислого газа остается в легочном объеме, следовательно, увеличивается и концентрация его в артериальной крови. Теперь обратимся к описанию упражнений для каждой зоны. Для удобства общения все упражнения имеют названия, причем часть из них заимствована из названий аналогичных упражнений в других дыхательных системах, в частности, гимнастике Стрельниковой.

ШЕЙНО-ГОЛОВНАЯ ЗОНА

Шейно-головная зона распространяется на все мышцы, суставы, сосуды, ткани и органы головы и шеи, расположенные выше линии, разделяющей шею и плечи. Упражнения выполняются в положении стоя, сидя или полулежа.

O Упражнение «Нехочуха»

Поворачиваем голову в правую сторону — вдох, поворачиваем голову в левую сторону — выдох. Затем опять в правую сторону — пауза в дыхании, поворот головы в левую сторону — продолжение паузы в дыхании. Новый цикл упражнений: поворот головы вправо — вдох и т.д. Таких циклов необходимо сделать не менее 8. Меняем порядок движений: вдох делаем при повороте головы влево, а выдох при повороте в правую сторону. Упражнение с новым порядком движений выполняем столько же раз, что и в первом варианте. После освоения упражнения доводим общее число повторов циклов до 24.

○ Упражнение «Пила»

Поднимаем голову вверх — вдох, опускаем вниз — выдох, поворачиваем голову вправо и поднимаем вверх — пауза в дыхании, в правом положении опускаем голову вниз — продолжаем паузу в дыхании. Затем поворачиваем голову в исходное положение и вновь поднимаем вверх — вдох, опускаем вниз — выдох, поворачиваем голову в левую сторону и вновь поднимаем вверх — пауза в дыхании, опускаем вниз в левостороннем положении — продолжаем паузу в дыхании. Все вышеописанные движения составляют один цикл. Аналогичный цикл, но вдох начинаем делать при опускании головы вниз к подбородку, затем голову поднимаем вверх — выдох и т. д. Таких циклов в начале занятий желательно делать не меньше 8 каждого типа подряд, а после освоения упражнения общее количество повторов циклов доводим до 24.

○ Упражнение «Усы»

Исходное положение — голова опущена вниз, подбородок прижат к груди. Поворачиваем голову вправо и одновременно вверх — вдох. Возвращаем голову в исходное положение и, не останавливаясь, продолжаем движение головой влево и вверх — выдох. Затем через исходное положение поворачиваем голову вправо и вверх — пауза в дыхании. Вновь, проходя через исходное положение, поворачиваем голову влево и вверх — продолжая паузу в дыхании. Это полный цикл упражнения. В начале занятий таких циклов желательно делать не менее 8. Меняем порядок движений, т.е. вдох делаем при движении головой влево и вверх, а выдох — вправо и вверх. Циклов с измененным порядком движений делаем столько же, сколько и в предыдущем случае. После освоения упражнения доводим общее количество повторов циклов до 24.

○ Упражнение «Воротник»

Исходное положение — голова поднята вверх, затылок как бы лежит на воображаемом воротнике. Поворачиваем голову направо, как бы прокатываясь по воротнику. В крайнем правом положении, когда правое ухо «касается» виртуального воротника, лежащего на правом плече, делаем вдох. Поворачиваем голову налево, прокатываясь по виртуальному воротнику до положения, когда левое ухо будет касаться левого плеча, — выдох. Прокатываем голову по виртуальному воротнику направо до касания правым ухом правого плеча — пауза в дыхании. Прокатываем голову по виртуальному воротнику в левую сторону до касания левым ухом левого плеча, продолжая паузу в дыхании. Это полный цикл упражнения. В начале занятий таких циклов необходимо делать не менее 8. Затем меняем порядок движений. Вдох делаем в левом положении, а выдох в правом. Циклов с измененным порядком движений делаем столько же, сколько и в первом случае. После освоения упражнения доводим общее количество повторов циклов до 24.

O Упражнение «Карусель»

Выполняется в положении сидя. Вращение головой вокруг вертикальной оси тела. Садимся на край стула. Ноги раздвинуты. Руки кладем на колени. Опускаем голову вперед, вниз — вдох. Вращаем голову в правую сторону вокруг воображаемой вертикальной оси: вправо, назад, влево, вперед-вниз. Сделав полный оборот головой вокруг воображаемой вертикальной оси, возвращаемся в исходное положение — выдох. Делаем следующий полный оборот головой вокруг воображаемой оси и возвращаемся в исходное положение — пауза в дыхании. Вновь делаем полный оборот головой вокруг воображаемой оси и возвращаемся в исходное положение — продолжаем паузу в дыхании. Цикл движений закончен. Вновь вращаем голову в правую сторону, делая полный оборот вокруг воображаемой вертикальной оси, и возвращаемся в исходное положение — вдох и т. д. Поначалу необходимо делать не менее 8 таких циклов, а затем столько же циклов, но вращая голову в левую сторону. После освоения этого упражнения доводим общее количество повторов циклов до 24.

Все эти правильно выполненные упражнения позволяют насытить кислородом и расчистить от шлаков шейный отдел позвоночника, сосуды и капилляры, отходящие от основных артерий, питающих мозг, органы и мышцы, расположенные в зоне шеи и головы. В результате в этой зоне улучшается кровообращение, нормализуется и стабилизируется внутричерепное давление, исчезают головные боли, прекращаются проявления шейного радикулита, снижается возможность заражения острыми респираторными и простудными заболеваниями, очищается и приходит в норму носоглотка. Люди, правильно и постоянно выполняющие эти упражнения, застрахованы от инсульта, а те, кто перенес инсульт раньше, могут, выполняя упражнения с соблюдением принципов ОД, существенно улучшить свое состояние здоровья, постепенно ликвидируя последствия перенесенного заболевания.

СРЕДНЯЯ ЗОНА

Средняя зона распространяется на мышцы, суставы, сосуды, ткани и органы, расположенные между линией, разделяющей шею и плечи, и нижней линией ребер. Упражнения выполняются в положении стоя или сидя.

O Упражнение «Баттерфляй»

Вращение обеими руками как при плавании способом «баттерфляй». Делаем полный оборот руками вперед, сверху — вниз. Вдох делаем в тот момент, когда руки проходят нижнюю точку. Следующий оборот. Выдох делаем в тот момент, когда руки вновь проходят нижнюю точку. Следующие два оборота делаем, соблюдая паузу в дыхании. Цикл движений окончен. В начале занятий таких циклов необходимо сделать не менее 8 подряд. Затем меняем направление вращения рук. Руки вращаем назад, сверху — вниз, как при плавании на спине. Порядок вдох — выдох — пауза в дыхании аналогичен предыдущему циклу. Количество циклов с обратным вращением рук такое же, как и в случае с прямым вращением. По мере освоения упражнения доводим общее количество циклов с прямым и обратным вращением рук до 48.

○ Упражнение «Крылья»

Подъем и опускание рук через стороны. Поднимаем прямые руки через боковые стороны вверх так, чтобы они соприкоснулись тыльными сторонами кистей над головой. Затем с силой опускаем их через стороны вниз и за спину так, чтобы в самом низу руки соприкоснулись пальцами — вдох. Вновь поднимаем руки вверх, затем с силой опускаем их вниз — выдох. Вновь подъем и вниз — пауза в дыхании. Еще раз подъем и снова вниз — продолжаем паузу в дыхании. Цикл движений закончен. Таких циклов необходимо делать поначалу не меньше 8 подряд, а по мере освоения упражнения довести их количество до 24.

○ Упражнение «Ножницы малые»

Руки вытянуты вперед параллельно друг другу, ладонями вниз. Делаем стригущие движения, перекрещивая вытянутые руки перед грудью. Вдох при первом перекрещении. Выдох во время второго перекрещения. Следующие два перекрещения делаем, соблюдая паузу в дыхании. Это полный цикл движений. Таких циклов поначалу необходимо сделать не менее 8 подряд, а затем довести их количество до 24.

○ Упражнение «Самохват»

Руки разведены в разные стороны на уровне плеч. Сводим руки, делая обхватывающие движения. При этом правой рукой делаем хлопок по левому плечу, а левой рукой делаем хлопок по правой подмышке — вдох. Разводим руки в стороны, а затем снова сводим их, хлопая левой рукой по правому плечу, а правой рукой по левой подмышке — выдох. Следующий обхват делаем как в первом случае, но выполняя паузу в дыхании. Четвертый обхват делаем как во втором случае, продолжая паузу в дыхании. Цикл движений закончен. Таких циклов необходимо делать не менее 8 подряд, а затем поменять порядок движений при вдохе и выдохе и вновь сделать не менее 8 циклов подряд. По мере освоения упражнения довести общее количество циклов до 24.

○ Упражнение «Сигнальщик»

Поднимаем правую вытянутую руку вверх, вправо и назад, под углом 45° к туловищу. Левую руку в это же время вытягиваем вниз, влево и назад. То же под углом 45° к туловищу, но уже снизу. В это время делаем вдох. Возвращаемся в исходное положение. Затем левую руку поднимаем вверх, влево и назад, а правую вниз, вправо и назад — выдох. Следующие два подъема рук делаем, соблюдая паузу в дыхании. Цикл движений завершен. Таких циклов делаем не менее 8 подряд. Затем меняем порядок движений. Левую руку поднимаем вверх, влево и назад —

вдох и т.д. Циклов с новым порядком движений делаем столько же, сколько и в первом случае. По мере усвоения упражнения доводим общее количество циклов до 24.

○ Упражнение «Метатель»

Поднимаем правую вытянутую руку вверх и назад, а левую в это же время вытягиваем вниз и назад — вдох. Меняем положение рук. Левую руку поднимаем вверх и назад, а правую вниз и назад — выдох. Вновь меняем положение рук, правую руку вверх, левую вниз — пауза в дыхании. Следующая перемена положения рук, левая рука вверх, правая вниз, продолжаем паузу в дыхании. Цикл движений закончен. Таких циклов делаем не менее 8 подряд. Изменяем порядок движений. Поднимаем левую руку вверх и назад — вдох и т.д. Циклов с измененным порядком движений делаем столько же, сколько и в первом случае. По мере освоения упражнения доводим общее количество циклов до 24.

○ Упражнение «Мельница»

Упражнение выполняем в положении стоя. Руки опущены вниз вдоль туловища. Ноги на ширине плеч. Делаем полные круговые движения прямыми руками перед грудью. Первый цикл упражнений делаем, направляя руки навстречу друг другу в верхнем положении. Итак, поднимаем руки вверх через боковые стороны. В верхней точке руки перекрещиваются и, продолжая движение, идут вниз. В нижней точке, там, где руки выходят из перекрещения, следует вдох. Следующий оборот рук. Руки идут вверх, перекрещиваются, продолжая движение, идут вниз, затем в нижней точке, при выходе из перекрещения, следует выдох. Новый оборот рук — и в нижней точке делаем паузу в дыхании. Следующий оборот рук — и снова в нижней точке продолжаем паузу в дыхании. Цикл окончен. Таких циклов необходимо сделать не менее 8 раз. Второй цикл движений делаем аналогично первому, только в обратном направлении. Руки из исходного положения поднимаем в перекрещенном положении, и вверху они как бы расходятся в разные стороны. Вдох, выдох и паузы в дыхании, как и в первом случае, выполняем в нижней точке. Циклов по второму типу также необходимо делать не менее 8 раз. По мере освоения упражнения доводим общее число циклов до 24.

О Упражнение «Плечики»

Руки опущены вдоль туловища. Поднимаем плечи вверх — вдох. Опускаем плечи вниз, а затем вновь поднимаем плечи вверх — выдох. Вновь опускаем плечи вниз, а затем снова вверх — пауза в дыхании. Опять опускаем плечи вниз и снова поднимаем их вверх — продолжаем паузу в дыхании. Цикл движений окончен. Таких циклов поначалу делают не менее 8, а затем доводят до 24.

О Упражнение «Переменные плечики»

Руки опущены вдоль туловища. Поднимаем правое плечо вверх — вдох. Опускаем правое плечо вниз и поднимаем левое плечо вверх — выдох. Опускаем левое плечо вниз и поднимаем вверх правое плечо — пауза в дыхании. Опускаем правое плечо вниз и поднимаем левое плечо вверх — продолжаем паузу в дыхании. Опускаем левое плечо. Первый цикл движений окончен. Таких циклов надо сделать не менее 8 раз. Второй цикл движений делается аналогично первому, но начинать надо с левого плеча. Со временем количество циклов по обоим типам движений необходимо довести до 24 раз.

O Упражнение «Большие ножницы»

Руки вытянуты вперед, параллельно друг другу, ладонями вниз. Перекрещиваем вытянутые перед туловищем руки — вдох. Не опуская, разводим руки в стороны до предела, затем вновь сводим их, перекрещивая перед грудью — выдох. Вновь разводим руки в стороны и опять сводим их, перекрещивая перед грудью — пауза в дыхании. Вновь разводим руки в стороны и опять сводим руки, перекрещивая их перед грудью, продолжая паузу в дыхании. Разводим руки в стороны. Цикл движений завершен. Таких циклов необходимо делать не менее 8 раз подряд и постепенно довести до 24.

O Упражнение «Кроль»

Упражнение выполняем в положении стоя. Упражнение напоминает плавание способом «кроль». Ноги на ширине плеч. Туловище согнуто в пояснице вперед. Вращаем правую руку через правое плечо — назад, вверх, вперед, вниз. В тот момент, когда правая рука находится вверху, голову поворачиваем вправо и делаем вдох. В этот момент левая рука также делает оборот через левое плечо, но находится в противофазе правой руке, т. е. внизу. Делаем следующий оборот руками и в тот момент, когда правая рука вновь окажется вверху, а левая внизу, поворачиваем голову вправо и делаем выдох. Следующие два полных оборота руками делаем, соблюдая паузу в дыхании. Цикл завершен. Минимальное количество таких циклов 8. Аналогичное количество циклов необходимо сделать, осуществляя вдохи и выдохи в левую сторону. По мере освоения упражнения доводим общее количество циклов до 24. Очень полезное упражнение для поясничной части позвоночника.

О Упражнение «Кукарача»

Руки согнуты в локтях и пальцами касаются плеч. Стараясь не отрывать пальцы от плеч, делаем круговые движения вокруг воображаемой оси, проходящей параллельно полу и как бы пронизывающей оба плеча и туловище насквозь. Правый локоть идет вниз, затем назад, затем вверх, затем вперед и снова вниз — вдох. Левый локоть делает такое же круговое движение, но с задержкой на пол-оборота. То есть когда правый локоть находится в верхнем положении, левый локоть находится в нижнем положении. Правый локоть вновь делает полный оборот и вновь возвращается в нижнее положение — выдох. Следующие два подряд полных оборота делаются при соблюдении паузы в дыхании. Цикл движений завершен. Таких циклов, начиная движение с правой руки, а затем и с левой руки, необходимо сделать не менее 16. Еще по 8 циклов для каждой руки необходимо сделать, вращая локти и в обратном направлении.

Физические упражнения комплекса, выполняемые при проработке этой зоны, способствуют оздоровлению внутренних органов, таких, как пищевод, железы внутренней секреции, легкие, сердце, верхние отделы печени и желудка, грудные железы женщин. Значительно улучшается состояние суставов и мышц позвоночника, плечевых и локтевых отделов. Упражнения способствуют скорейшему избавлению от радикулита, остеохондроза, плексита, миозита и т.д. Исчезают аллергия, астматические явления, хронический бронхит, легочные заболевания. Снижается частота сердечных сокращений, стабилизируется и нормализуется кровяное давление, улучшается кислородное питание сердечной мышцы и как следствие проходят боли в сердце.

ПОЯСНИЧНАЯ ЗОНА

Поясничная зона располагается между линией, проходящей через нижнюю границу ребер, и линией, соединяющей верхние точки тазобедренных суставов.

Упражнения в этой зоне выполняются в положении стоя.

○ Упражнение «Винт»

Ноги на ширине плеч, руки согнуты в локтях. Поворот верхней части туловища вправо-влево. Поворачиваем туловище в левую сторону насколько возможно, при этом левая рука идет за спину и тыльной стороной кисти делает хлопок по правому боку спины в районе поясницы, а правая рука идет впереди туловища к левому боку живота, по которому делает хлопок правой ладонью — вдох. Поворачиваем туловище в правую сторону насколько возможно, при этом правая рука идет за спину и делает хлопок по левому боку спины, а левая рука перед туловищем идет вправо и делает хлопок по правому боку живота — выдох. Вновь поворачиваем туловище вправо и делаем соответствующие хлопки руками — пауза в дыхании. Следующий поворот туловища в левую сторону и соответствующие движения рук — продолжаем паузу в дыхании. Цикл движений окончен. Таких циклов необходимо сделать не менее 8 подряд. Затем меняем порядок движений. Вдох делаем при повороте туловища в правую сторону и т.д. Циклов с измененным порядком движений делаем столько же, сколько и в первом случае. Хлопки руками по бокам должны быть очень легкими, особенно вначале, поскольку зоны тела, по которым осуществляются удары, находятся в непосредственной близости от таких серьезных органов человека, как печень, почки и т.д., и могут вызвать болевые ощущения. По мере освоения упражнения количество циклов в каждую сторону довести до 24.

⭕ Упражнение «Качалка»

Ноги несколько шире ширины плеч. Во время выполнения упражнения ноги остаются прямыми. Руки вместе, пальцами касаются друг друга. Сгибаем туловище вперед вправо, стараясь коснуться пальцами обеих рук правой ноги с внешней стороны ниже колена — вдох. Выпрямляемся и сгибаем туловище вперед влево, стараясь достать пальцами обеих рук левую ногу с внешней стороны ниже колена — выдох. Опять выпрямляемся и снова стараемся, согнув туловище вправо, достать двумя руками правую ногу ниже колена — пауза в дыхании. Продолжая паузу в дыхании, выпрямляемся и вновь, согнув туловище влево, пытаемся достать двумя руками левую ногу ниже колена. Выпрямляемся. Цикл движений окончен. Меняем порядок движений. Вдох делаем, сгибая туловище вперед влево и т.д. В начале занятий количество циклов в каждую сторону не менее 8, а затем доводим их количество до 12 в каждую сторону.

⭕ Упражнение «Ваза»

Вращение верхней части туловища. Ноги на ширине плеч, руки помогают держать равновесие. Сгибаем туловище в поясе вперед — вдох. Вращаем верхнюю часть туловища в левую сторону вокруг воображаемой оси вращения. После прохождения полного оборота и возвращения в исходное положение — выдох. Следующие два оборота делаем, выдерживая паузу в дыхании.

Цикл окончен. Поначалу таких циклов надо делать не менее 8 в одну сторону и 8 в другую сторону, а по мере освоения довести общее количество выполняемых циклов по этому упражнению до 24.

○ Упражнение «Закрутка»

Ноги на ширине плеч. Поворачиваем верхнюю часть туловища в правую сторону и, прогибаясь в спине, пытаемся коснуться правой рукой подколенной впадины левой ноги или задней части левого бедра ближе к колену — вдох. Выпрямляемся и поворачиваем верхнюю часть туловища в левую сторону, пытаясь достать левой рукой подколенную впадину правой ноги или заднюю часть правого бедра ближе к колену — выдох. Выпрямляемся и повторяем поворот в правую сторону, пытаясь достать правой рукой заднюю часть колена или бедра левой ноги. При этом делаем паузу в дыхании. Вновь выпрямляемся и поворачиваем верхнюю часть туловища в левую сторону, пытаясь достать правую ногу сзади, продолжая паузу в дыхании. Выпрямляемся. Цикл движений окончен. Аналогичный цикл движений выполняем, делая вдох и выдох в других направлениях. Постепенно необходимо довести выполнение таких циклов в каждую сторону до 24.

○ Упражнение «Метроном»

Наклоны туловища в стороны. Ноги на ширине плеч. Руки опущены вдоль туловища. Наклоняем туловище вправо, правая рука скользит вдоль туловища вниз и переходит на правую ногу. Левая рука при этом поднимается вверх и касается пальцами левой подмышки — вдох. Выпрямляемся и наклоняем туловище влево. При этом левая рука скользит вниз вдоль туловища и левой ноги, а правая рука поднимается вверх и касается пальцами правой подмышки — выдох. Затем вновь наклон туловища вправо с аналогичными движениями рук — делаем паузу в дыхании. Следующий наклон туловища влево — продолжаем паузу в дыхании. Цикл движений завершен. Аналогичный цикл движений делаем, выполняя вдох при наклоне туловища влево. Таких циклов, в каждую сторону, по мере освоения упражнения, необходимо делать не менее 24.

○ Упражнение «Конькобежец»

Ноги на ширине плеч. Туловище согнуто в пояснице вперед. Из такого положения поворачиваем голову и верхнюю часть туловища вправо. Руки также вытягиваем вправо — вдох. Не выпрямляясь, поворачиваем голову и верхнюю часть туловища влево. Руки вытягиваем влево — выдох. Вновь, не выпрямляясь, поворачиваем голову, верхнюю часть туловища и руки вправо — пауза в дыхании. Следующий поворот головы, туловища и рук влево — продолжаем паузу в дыхании. Возвращаемся в исходное положение. Цикл движений завершен. Аналогичный цикл делаем, выполняя вдох при повороте в левую сторону. Таких циклов в общей сложности необходимо делать не менее 24 в каждую сторону.

○ Упражнение «Попеременные наклоны»

Ноги шире плеч. Правой рукой, сгибая туловище, касаемся левого колена. При этом левая рука идет вверх за спину — вдох. Выпрямляемся. Теперь левой рукой, сгибая туловище, касаемся правого колена, а правая рука идет вверх за спину — выдох. Выпрямляемся. Вновь правой рукой, сгибая туловище, касаемся левого колена — пауза в дыхании. Выпрямляемся и левой рукой, сгибая туловище, касаемся правого колена, а правую руку направляем вверх и за спину — продолжая паузу в дыхании. Выпрямляемся. Цикл движений завершен. Аналогичный цикл делаем, выполняя вдох при касании левой рукой правого колена. Таких циклов, при выполнении вдохов в правом и левом направлениях, по мере освоения упражнения, необходимо делать в общей сложности не менее 24.

○ Упражнение «Животик»

Упражнение можно делать стоя, сидя или лежа. Втягиваем живот, как только можем — вдох. Расслабляем мышцы живота и вновь втягиваем живот, насколько можем — выдох. Вновь расслабляемся и опять втягиваем живот — пауза в дыхании. Вновь расслабляемся и опять втягиваем живот, насколько возможно, продолжая паузу в дыхании. Расслабляемся. Цикл движений закончен. Таких циклов необходимо делать не менее 24.

⭕ Упражнение «Потягивание»

Руки на затылке соединены вместе. Ноги на ширине плеч. Поворачиваем верхнюю часть туловища вправо и тянем локоть правой руки вверх и вправо — вдох. Поворачиваем верхнюю часть туловища влево и тянем локоть левой руки вверх и влево — выдох. Вновь поворачиваем верхнюю часть туловища вправо и тянемся вверх и вправо — пауза в дыхании. Поворачиваем верхнюю часть туловища влево и тянемся вверх и влево — пауза в дыхании продолжается. Цикл движений окончен. Таких циклов, сделанных в правую и в левую стороны, должно быть сделано не менее 24 подряд.

Упражнения 3 зоны позволяют проработать и прочистить такие жизненно важные органы человеческого организма, как желудок, печень, почки, кишечник, поджелудочную железу, селезенку и т.д. В этой зоне находятся поясничный отдел позвоночника и брюшина. Постоянное и правильное выполнение упражнений для поясничной зоны позволяет улучшить и стабилизировать работу желудка и кишечника, нормализовать процессы, проходящие в печени, почках и поджелудочной железе, снять боли в пояснице, покончив с радикулитом и остеохондрозом, усилить брюшные мышцы и уменьшить жировые отложения на животе и боках.

ПОЛОВАЯ ЗОНА

Располагается между линией, проходящей через верхние точки тазобедренных суставов, и линией, соединяющей середину бедер.

○ Упражнение

«Ножные горизонтальные ножницы»

Упражнение выполняется в положении сидя или лежа. Пример для положения лежа. Голова немного поднята, подложена небольшая подушка. Руки вытянуты вдоль туловища. Поднимаем вытянутые ноги под углом $45°$ к плоскости кушетки. Затем разводим ноги в стороны так, чтобы между ними получился угол примерно $90°$. Сводим ноги, перекрещивая их как можно больше, — вдох. Затем вновь разводим ноги на угол порядка $90°$ и вновь сводим их, перекрещивая как можно больше, — выдох. Вновь разводим, а затем сводим и перекрещиваем их — пауза в дыхании. Еще раз разводим ноги и опять сводим и перекрещиваем их, продолжая паузу в дыхании. Цикл движений закончен. По мере освоения упражнения количество таких циклов, выполняемых в течение одного занятия, необходимо довести до 24 раз подряд.

○ Упражнение «Велосипед»

Упражнение выполняем в положении сидя или лежа. Пример для выполнения в положении сидя. Садимся на стул или кресло со спинкой таким образом, чтобы граница сиденья совпадала с промежностью, т.е. чтобы ноги могли свободно двигаться, а спина опиралась на спинку сиденья. Подтягиваем правую ногу, согнутую в колене к животу, а затем выпрямляем ее в колене, посылая ее стопу как бы вверх и вперед, — вдох. Затем стопу направляем вниз и к себе, сгибая в колене. Вновь подтягиваем правую ногу, согнутую в колене, к животу и опять выпрямляем ее в колене, посылая правую стопу как бы вверх и вперед, — выдох. Левая нога выполняет те же движения, но в противофазе правой. Вновь правую стопу направляем вниз и к себе, сгибая в колене. Затем опять подтягиваем правую ногу, согнутую в колене, к животу и вновь выпрямляем ее в колене, посылая правую стопу вверх и вперед, — пауза в дыхании. Вновь направляем правую стопу вниз и к себе, сгибая в колене. Затем опять подтягиваем правую ногу, согнутую в колене, к животу и вновь выпрямляем ее в колене, посылая правую стопу вверх и вперед, — продолжая паузу в дыхании. Цикл движений закончен. Таких циклов правой и левой ногой необходимо сделать не меньше 24.

O Упражнение «Ножные вертикальные ножницы»

Упражнение выполняется в положении сидя или лежа. Попеременное поднимание выпрямленных в коленях ног. Пример для выполнения упражнения в положении сидя. Садимся на стул таким образом, чтобы граница сиденья и промежность были в одной вертикальной плоскости, т. е. чтобы ноги могли свободно двигаться. Спиной опираемся на спинку стула, а руками держимся за сиденье. Ноги вытянуты и выпрямлены в коленях. По отношению к плоскости сиденья стула поднимаем правую ногу вверх, а левую опускаем вниз — вдох. Затем делаем стригущее движение, опускаем правую ногу вниз, а левую поднимаем вверх. Вновь делаем стригущее движение, поднимаем правую ногу вверх, а левую опускаем вниз — выдох. Опять опускаем правую ногу вниз, а левую поднимаем вверх. Снова поднимаем правую ногу вверх, а левую опускаем вниз — пауза в дыхании. Вновь опускаем правую ногу вниз, а левую поднимаем вверх. Затем правую ногу поднимаем вверх, а левую опускаем вниз — продолжая паузу в дыхании. Цикл движений закончен. Таких циклов для правой и левой ноги необходимо сделать не меньше 24.

О Упражнение «Складень»

Упражнение выполняется в положении сидя или лежа. Пример для выполнения упражнения лежа. Ложитесь на спину на пол или на лежанку. Руки вытянуты вдоль туловища. Ноги вытянуты. Сгибаем ноги в коленях и подтягиваем их сомкнутыми коленями к груди — вдох. Разгибаем ноги и вытягиваем их по полу. Вновь сгибаем ноги в коленях и подтягиваем их с разведенными коленями к плечам — выдох. Снова разгибаем ноги и вытягиваем их по полу. Опять сгибаем ноги в коленях и подтягиваем их сомкнутыми коленями к груди — пауза в дыхании. Разгибаем ноги и вытягиваем их по полу. Вновь сгибаем ноги в коленях и подтягиваем их с разведенными коленями к плечам, продолжая паузу в дыхании. Цикл движений окончен. В начале занятий таких циклов необходимо сделать не меньше 8. Еще 8 циклов надо сделать, поменяв вдох и выдох местами, т. е. вдох делать при подтягивании ног с разведенными коленями, а выдох при подтягивании ног с сомкнутыми коленями. По мере освоения упражнения довести количество выполняемых циклов до 24.

○ Упражнение «Растяжка»

Упражнение выполняется в положении лежа на спине. В положении лежа на спине вытягиваете ноги вверх под углом 90° к туловищу. Раздвигаете ноги в стороны до максимально возможного положения — вдох. Сдвигаете ноги в исходное состояние, а затем вновь раздвигаете их в разные стороны, насколько можете — выдох. Вновь сдвигаете ноги в исходное положение, а затем снова раздвигаете в разные стороны — пауза в дыхании. Вновь сдвигаете ноги в исходное положение, а затем опять раздвигаете их в разные стороны, — продолжая паузу в дыхании. Цикл движений закончен. После освоения упражнения таких циклов необходимо делать не меньше 24 за одно занятие.

○ Упражнение «Уголок»

Упражнение выполняется в положении лежа на боку. Исходное положение: ложитесь на пол, на правый бок, правая рука согнута в локте и ладонью подпирает голову. Левой вытянутой ногой делаете круговое движение: нога идет вперед, вверх, назад и вниз в исходное положение — вдох. Затем левая нога идет назад, вверх, вперед и вниз в исходное положение — выдох. Вновь делаете круговое движение левой ногой — вперед, вверх, назад, вниз — пауза в дыхании. Снова круговое движение левой ногой — назад, вверх, вперед, вниз, продолжая паузу в дыхании. Цикл движений завершен. Таких циклов левой ногой необходимо делать не меньше 8 и правой ногой, лежа на левом боку, тоже надо делать не менее 8 циклов в начале занятий, а по мере освоения довести общее количество выполняемых за одно занятие циклов до 24.

О Упражнение «Махи»

Упражнение выполняется в положении стоя. Держимся руками за какой-нибудь высокий предмет, например, шкаф или дверь, для того чтобы не потерять равновесие при выполнении упражнения. Вытянутую правую ногу поднимаем в правую сторону от туловища, как можно выше — вдох. Затем опускаем правую ногу вниз так, чтобы она прошла между туловищем и тем предметом, за который мы держимся, в левую сторону. Снова делаем мах правой ногой в правую сторону, как можно выше — выдох и вновь опускаем ногу вниз. Следующие два маха правой ногой делаем, соблюдая паузу в дыхании. Цикл движений завершен. В начале занятий таких циклов каждой ногой необходимо делать не меньше 8, а затем довести общее количество циклов до 24.

В этой зоне расположены половые органы, мочевой пузырь, нижний отдел кишечника, нижний отдел позвоночника, а также ряд очень важных нервных узлов и суставов. У многих людей, особенно во второй половине жизни, наблюдается рост числа заболеваний, относящихся к 4-й зоне. Как правило, это вызвано сидячим образом жизни, уменьшением физических нагрузок, снижением или прекращением половых отношений и т. д. Все это способствует зашлаковыванию отдельных сосудов или капилляров, питающих кровью расположенные в этой зоне органы, ткани или суставы. Плохое кровообращение и связанная с ним кислородная недостаточность способствуют возникновению болезней, вызывают атрофию мышц и как следствие опущение и ослабление ряда органов, усыхание тканей и суставов и т.п. Выполнение упражнений для 4-й зоны позволяет в полной мере восстановить кровообращение и кислородное обеспечение, а значит, и нормальную работу всех органов, тканей и суставов этой части тела.

НОЖНАЯ ЗОНА

Сюда относятся все части тела, находящиеся ниже воображаемой линии, проходящей через середину бедер.

O Упражнение «Приседание»

Упражнение выполняют из положения стоя. Для облегчения выполнения упражнения и поддержания равновесия можно держаться рукой за какой-нибудь предмет. Ноги на ширине ступни. Сгибая ноги в коленях, приседаем — вдох. Выпрямляемся, разгибая ноги в коленях, — выдох. Вновь приседаем — пауза в дыхании. Выпрямляемся, продолжая паузу в дыхании. Цикл движений окончен. В начале занятий таких циклов делаем не менее 8, а по мере освоения упражнения доводим их количество до 24.

○ Упражнение «Цыпочки»

Упражнение делают в положении стоя. Ноги вместе. Подъем туловища на носках вверх — вдох. Возвращаемся в исходное положение и вновь подъем туловища на носках вверх — выдох. Следующие 2 подъема туловища на носках с возвращением в исходное положение делаем, выдерживая паузу в дыхании. Цикл завершен. По мере освоения упражнения доводим количество циклов, выполняемых в течение одного занятия, до 24.

○ Упражнение «Перекат»

Упражнение делают в положении стоя. Ноги на ширине ступни. Для равновесия рукой можно держаться за какой-нибудь предмет. Поднимаем туловище на носках вверх, а затем плавно перекатываемся с носков по ступне на пятки, отрывая носки от пола — вдох. Плавно перекатываемся с пяток на носки, поднимая туловище вверх, а затем вновь перекатываемся с носков по ступне на пятки, отрывая носки от пола — выдох. Следующие два переката делаем, соблюдая паузу в дыхании. В начале занятий таких циклов делаем не меньше 8, а затем доводим до 24.

○ Упражнение «Выкручивание стоп»

Упражнение выполняют сидя или лежа. Сидя на стуле, вытяните ноги и носки вперед, затем поверните носки внутрь навстречу друг другу — вдох. Разверните вытянутые носки вперед, а затем поверните их в разные стороны друг от друга, затем вновь поверните их внутрь навстречу друг другу — выдох. Вновь разверните и снова поверните носки внутрь — пауза в дыхании. Опять разверните и снова поверните носки ног внутрь, продолжая паузу в дыхании. Цикл движений окончен. Обратный цикл движений, когда вдох, выдох и пауза в дыхании делаются в положении носки в разные стороны. В начале занятий таких циклов делают по 8, а по мере освоения упражнения доводят общее количество циклов до 24.

○ Упражнение «Вытягивание стоп»

Упражнение делают сидя или лежа. Сидя на стуле, вытяните ноги вперед, параллельно полу. Вытяните вперед носки ног — вдох. Возвращаете носки в исходное положение и вытягиваете вперед пятки. Возвращаете пятки в исходное положение и вытягиваете вперед носки ног — выдох. Вновь попеременно вытягиваете пятки, затем носки — пауза в дыхании. Вновь вытягиваете пятки, затем носки, продолжая паузу в дыхании. Цикл движений окончен. По мере освоения упражнения количество циклов за одно занятие необходимо довести до 24.

○ Упражнение «Скрюченные пальчики»

Упражнение можно выполнять в положении стоя, лежа или сидя. Сидя на стуле, вытяните ноги вперед параллельно полу, пятками вперед. С силой подожмите пальцы ног как можно ближе к ступне — вдох. Распрямите и вновь согните пальцы — выдох. Вновь согните и распрямите пальцы ног — пауза в дыхании. Еще раз согните и распрямите пальцы ног, продолжая паузу в дыхании. Цикл движений закончен. По мере освоения упражнения количество циклов, выполняемых за одно занятие, довести до 24. Если упражнение выполняется стоя, то при сгибании пальцев ног необходимо вес тела переносить на пятки.

○ Упражнение «Круги носками»

Упражнение делают в положении сидя или лежа. Лежа на кушетке, поднимают прямые, вытянутые ноги на угол примерно 45°. Начинают делать круговые, вращательные движения носками ног навстречу друг другу или врозь. Первый полный оборот носками — вдох. Второй оборот — выдох. Третий и четвертый обороты — пауза в дыхании. Цикл окончен. Количество таких циклов-движений носков ног в разные стороны по мере освоения упражнения необходимо довести до 24 за одно занятие.

Выполнение физических упражнений для ножной зоны позволяет достаточно быстро «прочистить» кровеносные сосуды и капилляры в ногах от различных отложений и образований, восстановить нормальное кровообращение в ногах, снять болевые проявления, связанные с зашлакованностью сосудов в ступнях и коленных суставах. Насыщение кислородом стенок сосудов увеличивает их эластичность и прочность, что, в свою очередь, способствует значительному уменьшению или полному устранению такой болезни, как варикозное расширение вен. Упражнения, выполняемые с соблюдением основных принципов оздоровительного дыхания, помогут избавиться от таких неприятных заболеваний, как полиартриты, подагра, «шпоры» и т.д.

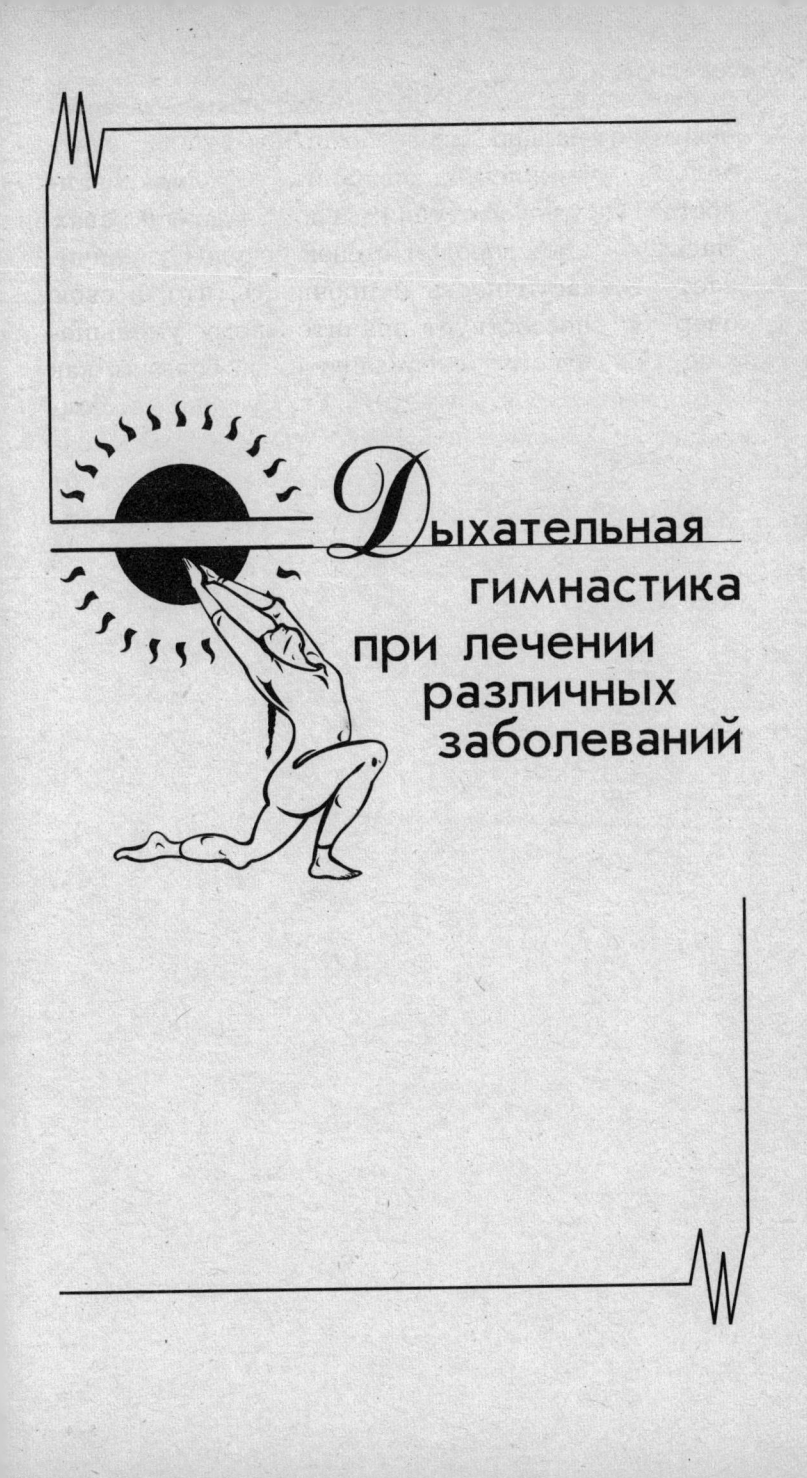

Дыхательная гимнастика при лечении различных заболеваний

O Аллергия

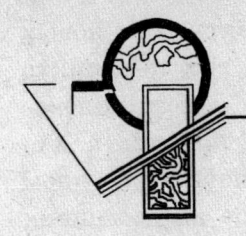

Аллергия — повышенная чувствительность организма к какому-либо веществу — аллергену. К аллергическим заболеваниям относят сезонные лихорадки, связанные с цветением различных растений; непереносимость организмом определенных продуктов, лекарств, препаратов бытовой химии, лаков, красок и т.д. Диатез, крапивница, конъюнктивит, ринит, бронхиальная астма, некоторые дерматиты — это тоже аллергические заболевания. Число новых видов проявлений аллергии стремительно растет, и, по прогнозам ученых, в XXI веке каждый второй из живущих на планете Земля в той или иной степени будет поражен этим недугом. Аллергию называют болезнью цивилизации, но с развитием наших знаний в медицине, биологии, физиологии и других науках, занимающихся изучением человека, не удается не только справиться с этой напастью, но и остановить рост новых видов проявлений аллергии. До сих пор никто не может объяснить, почему для одного человека пыльца амброзии является аллергеном, а для другого — нет. Почему люди, живущие в одном помещении, по-разному реагируют на домашних животных? Почему, наконец, повышенная чувствительность организма одного человека к какому-либо веществу — потенциальному аллергену — совершенно не проявляется у других людей? Чтобы ответить на все эти вопросы, необходимо четко представлять себе, что происходит в организме человека при попадании в него посторонних веществ или потенциальных аллергенов и как эти вещества в него проникают.

Потенциальные аллергены в отличие от антигенов не являются болезнетворными веществами и при попадании в организм в обычных условиях не вызывают образования специфически нейтрализующих их антител. Обычно потенциальные аллергены состоят из одной или нескольких молекул белка или липида и, как правило, не обладают иммунногенным действием. В принципе потенциальные аллергены, попадая в кровь или на слизистые оболочки организма, способны взаимодействовать с соответствующими антителами, но при этом не инициируют синтез новых антител и не провоцируют иммунные силы организма на противоборство.

В организм человека какое-либо вещество может проникнуть по трем направлениям: через кожу, через пищевой тракт и через дыхательные пути.

Потенциальный аллерген, контактируя с кожей, может проникнуть через поры в роговом слое в эпидермис и далее в подкожную клетчатку, где вступит в контакт с кровью или лимфой. Потенциальные аллергены способны попадать в организм и через пищевой тракт вместе с пищей или с воздухом, проникающим в желудок во время еды. Однако основное количество потенциальных аллергенов попадает в организм человека через дыхательные пути. Именно при дыхании происходит наиболее массовый контакт потенциальных аллергенов со слизистой в носоглотке, бронхах, легких, а также с кровью, проникая через альвеолы в легких. В человеческом организме постоянно находится огромное количество потенциальных аллергенов, но аллергические заболевания проявляются далеко не у всех. Очевидно, требуются определенные условия для того, чтобы перевести потенциальный аллерген в действующий и спровоцировать организм на борьбу с этими безболезненными веществами. Во время болезни человека, т. е. во время борьбы организма с антигенами, являющимися болезнетворными веществами, в крови и в слизистой появляется огромное количество антител — специфических соединений, образующихся при реакции организма на внедрение антигенов. Антитела в конечном счете уничтожают антигены и побеждают болезнь. Но во время этой борьбы возбужденная иммунная система может начать нейтрализовать и другие, в том числе и безобидные объекты, находящиеся в крови и в слизистой, особенно если их концентрация превышает фоновые количества. Например, человек заболел гриппом в мае, т.е. во время цветения березы. Естественно, что в воздухе концентрация частиц березовой пыльцы значительно выше фоновой, а значит, и в крови, и в слизистой этого человека березовая пыльца содержится в больших количествах, чем обычно. Иммунная система этого человека, активизированная борьбой с антигенами гриппа, может среагировать на большое количество посторонних частиц в крови и вызвать усиленный рост антител, пытающихся нейтрализовать безобидную, но концентрированную пыльцу. Поскольку организм человека, синтезировавший антитела для борьбы с пыльцой березы, запоминает это навсегда, то не исключено, что на следующий год в мае при больших концентрациях березовой пыльцы, без всякого гриппа кровь вновь начнет вырабатывать антитела для борьбы уже с этим веществом.

Организм вновь начнет защищаться, стимулируя дополнительные выделения слизи, что будет сопровождаться насморком, чиханием, хрипами в легких, отеками, воспалением и слезоточивостью глаз и всеми другими симптомами, характерными для аллергических заболеваний. Аналогично этому примеру обстоят дела и с развитием аллергии на домашних животных, бытовую химию, лаки, краски и т.д. Иными словами, аллергия и аллергические заболевания развиваются на фоне заболеваний, обусловленных антигенами, в том случае, когда концентрация потенциальных аллергенов превышает определенный порог, значительно превосходящий фоновый.

Мы прекрасно понимаем, что наша гипотеза несовершенна и применима к достаточно ограниченному количеству видов аллергических заболеваний, но и она позволяет нам построить определенную концепцию борьбы с ними, и это уже неплохо. Как сказано выше, выработка антител в крови для борьбы с аллергенами начинается только после превышения определенного концентрационного порога наличия этих частиц в крови человека. Следовательно, нашей задачей является принятие всевозможных мер, для того чтобы не перейти этот концентрационный порог. Можно ли этого добиться? Да, если выполнять все принципы оздоровительного дыхания:

1) вдох и выдох осуществляется только через нос;
2) дыхание не должно быть глубоким;
3) дыхание должно быть трехфазным, то есть состоять из вдоха, выдоха и паузы между выдохом и вдохом.

Вдох через нос позволяет в значительной мере очистить воздух, поступающий в легкие, от различных микрочастиц и микроорганизмов, которые частично приклеятся к слизистой, обильно смачивающей внутреннюю поверхность носа, носовых пазух и носоглотки. Последующий выдох через нос на 50—60% вынесет наружу воздух, поступивший в нос при вдохе, тем самым еще больше разбавляя количество микрочастиц, находящихся в носоглотке. Если дыхание неглубокое, то объем вдыхаемого воздуха не превышает 0,5 литра за один раз. Следовательно, весь вдыхаемый за один раз воздух заполнит внутреннее пространство носа, носовых пазух и носоглотки и, может быть, самую верхнюю часть гортани. Дальнейшее продвижение кислорода из вдыхаемого воздуха в легкие будет осуществляться за счет диффузии. Это значит, что в легкие не будет прорыва неочищенного воздуха, т. е. с потоком воздуха не проскочат и микрочастицы. Пауза между выдохом и вдохом еще больше будет способствовать осаждению микрочастиц на слизистой. Таким образом, можно решить поставленную нами задачу о недопущении в легкие, а следовательно, и в кровь большого количества аллергенов, и тем самым устранить рецидив аллергии.

Сопутствующее оздоровительному дыханию увеличение концентрации углекислого газа в артериальной крови позволяет понизить количество аллергенов в крови еще и за счет повышения ее кислотности, с одной стороны, а с другой — за счет способности растворенного в крови углекислого газа образовывать с различными молекулярными соединениями, в том числе и с аллергенами, комплексы, в дальнейшем устраняемые через выводящие органы.

O Ангина

Ангина — острое инфекционное заболевание, при котором воспалительные процессы локализуются в небных, язычных, гортанных и носоглоточных миндалинах, и вызываются эти воспаления различными гноеродными кокками (стрептококк, стафилококк, пневмококк и т.д.) Чаще всего ангина поражает людей с ослабленным иммунитетом, при переохлаждении, перенапряжении, различных стрессах, а также после перенесенных заболеваний. Дыхание через нос позволяет максимально очистить вдыхаемый воздух от любой инфекции. Неглубокое дыхание ограничивает объем вдыхаемого воздуха, а следовательно, создает идеальные условия для фильтрации и осаждения чужеродных частиц на слизистой оболочке носа и носоглотки. И, наконец, пауза между выдохом и вдохом во время дыхания способствует увеличению концентрации углекислого газа в артериальной крови, что соответственно приводит к повышению иммунитета всего организма. Люди, активно и постоянно практикующие правильное дыхание, даже если и заболевают ангиной, то легкое недомогание, как правило, заканчивается в тот же день. Упражнения «Малый маятник», «Ушки», «Нехочуха», «Пила», «Усы», «Воротник», «Карусель» помогут вам. Выполняя упражнения, сосредоточьте свое внимание на болевых точках в горле, носу и т. д. Постарайтесь представить, как кровь проходит через эти зоны, промывая и очищая все закоулки заболевших органов. Появляющиеся при этом болезненные ощущения подтвердят то, что вы все делаете правильно и свежая, обогащенная углекислым газом кровь чистит и лечит ваши больные горло и носоглотку. Количество повторов каждого упражнения должно соответствовать вашим возможностям. Не надо делать упражнения на пределе. Лучше несколько раз приступать к упражнению, чем мучить себя, выполняя повторы через силу.

○ Астма

Астма — это периодически повторяющиеся приступы одышки, удушья вследствие судорожного сужения бронхов. Это хроническое рецидивирующее заболевание. Подразделяют астму на бронхиальную, сердечную и аллергическую. Все астмы вызывают затруднение дыхания. Невозможность нормально вдыхать и выдыхать воздух заставляет больного менять положение тела. Он встает, садится, начинает ходить и при этом постоянно пытается вздохнуть. Мучительная неспособность «раздышаться» угнетает и обессиливает больного. Нередко астматические приступы сопровождаются хрипами в груди, изнурительным кашлем, выделением мокроты из легких и т.д. Все эти неприятные подробности хорошо знакомы людям, больным астмой, и их близким. Дыхательная гимнастика хорошо помогает справиться с этой болезнью. Рекомендуя выполнять упражнения для снятия астматического приступа, мы имеем в виду психосоматическую реакцию организма на недостаток кислорода в каком-либо внутреннем органе, который в результате заболевания, или травмы, или после каких-либо других стрессовых ситуаций стал проявляться из-за уменьшения потока крови через этот орган. Уменьшение потока крови могло быть вызвано отмиранием, частичной закупоркой или сужением кровеносных сосудов, проходящих через заболевший или травмированный орган. Купировать астматический приступ можно довольно быстро, используя следующие упражнения: «Нехочуха»,

«Ушки», «Пила». Как правило, эти упражнения позволяют приостановить приступ, но для того, чтобы излечиться от этой коварной болезни, необходимо приложить значительно больше усилий и освоить методику правильного дыхания гораздо глубже. Во-первых, необходимо много ходить пешком. Во-вторых, поскольку неизвестно, какой орган вашего тела испытывает патологический недостаток в кислороде, надо подобрать ряд упражнений, являющихся ключевыми для своих зон, и прорабатывать, или прокачивать с их помощью все зоны вашего тела. Такая прокачка различных органов вашего организма кровью, насыщенной углекислым газом, в любом случае даст положительный результат, поскольку именно повышенная концентрация углекислого газа в крови способствует более полному переходу кислорода из крови в ткани органов, через которые она протекает по соответствующим кровеносным сосудам. В свою очередь, кислород, поступающий в ткани в большем количестве, чем обычно, позволит снять нервный импульс, ранее поступавший от больного органа в мозг и сигнализировавший о недостатке кислорода.

О Головная боль

Причины, которые вызывают головную боль, весьма разнообразны. Это механические травмы головы, мозговые опухоли, сосудистые заболевания головного мозга, переутомление, гипертония и еще очень много других причин. Объективно головная боль служит сигналом организма о наличии какого-либо заболевания и является вторичным признаком болезни в нашем теле. Несмотря на огромное количество причин, вызывающих головную боль, в большинстве случаев можно считать, что болевой сигнал происходит от нарушения нормального кровообращения в голове. Иными словами, травма, приведшая к закупорке или разрыву сосудов, локальное сдавливание или спазм одного или нескольких сосудов в голове, проявляющиеся по самым разным причинам, вызывают повышение давления крови. Кровь стремится раздвинуть травмированные, суженные или зашлакованные сосуды, давит на их стенки и этим самым воздействует на нервные окончания, которые в большом количестве присутствуют в головном мозге.

Избыточное давление на нервные волокна вызывает болевую реакцию. Таким образом, для того чтобы избавиться от головной боли, необходимо выявить основное заболевание, которое нужно лечить, а избавившись от него, избавиться и от головной боли. К сожалению, практически все болеутоляющие средства, которые в большом количестве рекламируются ТВ, радио и недобросовестными медиками, никакого отношения к лечению основной причины, вызвавшей головную боль, не имеют. Эти лекарства блокируют нервные окончания, которые сигнализировали о наличии основного заболевания. Хорошо, если основное заболевание выявлено и его начали лечить. В этом случае снятие болевого синдрома оправдано. Да, мы приняли сигнал нашего организма, и мы принимаем меры к его оздоровлению, и лишняя боль нам ни к чему. Но если мы просто снимаем боль и не стремимся выявить основное заболевание, мы сами себя губим. Поскольку действительная причина, вызвавшая головную боль, в этом случае может перейти в хроническое заболевание, а затем и в патологию.

Итак, для того чтобы избавиться от головной боли, необходимо определить и вылечить основное заболевание, вызвавшее болевой синдром. С другой стороны, необходимо стремиться к тому, чтобы кровеносные сосуды в голове были чистыми, эластичными и незашлакованными, могли свободно пропускать через себя необходимые массы крови, в том числе и при повышенных нагрузках. Определить, что является основным заболеванием, вызывающим головные боли, может и должна стандартная медицина, имеющая в своем арсенале аналитические и приборные возможности. Оздоровительное дыхание может помочь в лечении основного заболевания в том случае, когда болезнь определена и становится ясно, что надо лечить.

А вот для очищения и поддержания кровеносных сосудов головы в здоровом, рабочем состоянии использовать оздоровительное дыхание можно и нужно постоянно.

Известно, что физические упражнения увеличивают поток крови через тот орган, на который воздействуют с их помощью. Например, сгибая и разгибая руку в локтевом суставе, можно существенно повысить поток крови через мышцы, сгибающие и разгибающие этот сустав. Следовательно, с помощью соответствующих упражнений поток крови, обогащенной углекислым газом, можно направить в те места нашего тела, которые необходимо оздоровить и очистить от шлаков. Увеличенный поток крови расширяет и промывает кровеносные сосуды, тем более что очистке дополнительно способствует и повышенная кислотность крови, вызванная увеличенной концентрацией в ней углекислого газа. Иными словами, с помощью комплекса физических упражнений можно привести сосуды в нормальное рабочее состояние. В нашем случае такой зоной, в которой необходимо навести порядок, является шейно-головная зона. Необходимо проработать сосуды, подводящие кровь к голове, сосуды в самой голове и, наконец, сосуды, отводящие кровь от головы. Выполнению этой задачи будут способствовать следующие упражнения: «Потягивание», «Малый маятник», «Ушки», «Нехочуха», «Пила», «Усы», «Воротник», «Карусель».

О Грипп

Грипп — острое инфекционное заболевание человека, возбудителем которого являются фильтрующиеся вирусы нескольких известных современной медицине типов. Вирус, попадая в слизистую верхних дыхательных путей и в легкие, начинает быстро размножаться, через легкие проникает в кровь и вместе с потоком крови распространяется по всему организму. Все это происходит очень быстро. Возникает общая интоксикация организма, резко повышается температура тела, воспаляются слизистые верхних дыхательных путей и легких, начинаются насморк, кашель, головные боли, общая слабость и т.д. Вирус находит слабые места в теле человека и начинает в них быстро размножаться, при этом нарушая основные физиологические функции этих органов. Такие нарушения в работе органов человека, имеющие место в результате поражения их вирусом гриппа, называются осложнениями. Заболевание гриппом, отягощенное еще и осложнениями, например очаговой пневмонией или менингитом, протекает очень тяжело и может привести даже к летальному исходу. Считается, что предупредить или существенно ослабить грипп возможно с помощью вакцинации ослабленным штаммом вируса того типа, который появился в данной местности. И это действительно так, поскольку в результате прививки у человека в крови образуются антитела, способные уничтожать появившийся вирус. Беда в том, что вирусы гриппа постоянно мутируют и никто не может точно предсказать, какой тип вируса гриппа будет следующим. И к тому же вакцинация совсем не дешевый процесс и полностью охватить все население невозможно.

Рассмотрим более внимательно, как вирус гриппа проникает в организм человека и почему организм сам не успевает создать противоядие от него. Поскольку подавляющее большинство населения дышит и через рот и через нос, вирус не имеет серьезной преграды от попадания прямо в легкие. Именно в легких вирус размножается с огромной скоростью и, проникая в кровь, разносится ею по всему организму. Защитная реакция организма запаздывает. Организм начинает защищаться, увеличивая слизистый секрет в носу и в горле, повышая температуру тела, начиная производить антитела, убивающие вирусы, но все это делается уже после того, как вирус проник в кровь. То есть организм не был вовремя предупрежден со стороны слизистой носоглотки об опасности заражения или не успел принять соответствующие меры. Все дело в том, что если бы человек дышал только через нос, то вирус, остановленный слизистой носа, не успел бы так быстро проникнуть в легкие, а затем в кровь. С другой стороны, предупрежденный организм успел бы наладить производство необходимых антител и легко бы расправился с инфекцией.

Дыхание только через нос, дыхание неглубокое и дыхание с паузой между выдохом и вдохом. Следуя этим принципам, человек защищает свой организм от быстрого проникновения вирусов в легкие и предоставляет организму время, достаточное для того, чтобы организовать производство соответствующих антител. Кроме того, увеличение в артериальной крови этого человека концентрации углекислого газа позволяет сдвинуть PH крови в сторону большей кислотности, что существенно помогает уничтожению паразитных антигенов, попавших в кровь. Это действительно так. Люди, выполняющие дыхательные упражнения регулярно, очень редко болеют инфекционными заболеваниями, в том числе и гриппом. Но если вы все-таки заболели, гимнастика поможет быстро избавиться от насморка, ускорить возвращение в нормальное состояние глоточных миндалин, повысить общий уровень иммунитета, не допустив развития осложнений, связанных с гриппом. Для профилактики гриппа необходимо ежедневно проделывать весь комплекс упражнений, рекомендованных для проработки шейно-головной зоны. Для повышения общего иммунитета рекомендуем делать ряд упражнений из комплекса для средней зоны. Это упражнения «Крылья», «Плечики», «Большие ножницы», «Кроль». Ряд упражнений для поясничной зоны. Это упражнения «Насос», «Винт», «Закрутка», «Метроном», «Животик».

Если вы все-таки заболели гриппом, то в первую очередь надо проделывать упражнения для шейно-головной зоны и упражнение «Потягивание», а затем упражнения для той части тела, которая наиболее сильно поражена гриппом. Например, ломит ноги — надо делать упражнения для нижней зоны тела. Заболела поясница — значит, необходимо прорабатывать поясничную зону и т. д. Грипп очень коварное заболевание, и те осложнения, которые могут иметь место в результате болезни, способны значительно усложнить вашу дальнейшую жизнь. Поэтому лучше его предупредить, чем лечить.

O Заболевания желудочно-кишечного тракта

Практически каждый взрослый человек сталкивался с болями в районе шеи и верхней части спины, возникающими при простудах, сквозняках, неловких или резких поворотах головы и т.д. Сильная боль в шее сковывает движение головой. Больной не может ни сесть, ни встать безболезненно. Не может поднять руки или повернуть голову. Для того чтобы повернуться, он вынужден разворачиваться всем телом. Причиной этих болей является воспаление или ущемление нервных окончаний, расположенных в зоне шейных позвонков. У подростков или молодых людей шейный радикулит встречается очень редко. Это объясняется тем, что молодой растущий организм не имеет или имеет совсем немного мест, в которых мелкие кровеносные сосуды или капилляры сужены по самым разным причинам, образуя зоны с недостаточным кровообращением.

А вот у взрослых людей из-за меньшей физической активности, излишнего питания, снижения интенсивности обменных процессов таких зон с возрастом становится все больше и больше. Одним из главных факторов, приводящих к сужению и забиванию мелких кровеносных сосудов и капилляров, является атеросклероз, наблюдающийся практически у всех людей, перешагнувших 40-летний возраст. Холестерин в виде бляшек высаживается на внутренних стенках сосудов, значительно сужая проход для крови. А капилляры такие холестериновые бляшки могут и совсем закупорить, полностью прекратив проток крови. В местах с плохим кровообеспечением легко размножаются вирусы различных инфекционных заболеваний, развиваются воспалительные процессы, негативно влияющие на нервные окончания. Нарушение кровообращения в шейном отделе позвоночника способствует усыханию хрящевых тканей, что может привести к ущемлению нервных волокон и появлению болевых синдромов.

Таким образом, основной причиной появления шейного радикулита следует считать сужение кровеносных сосудов и капилляров, приводящее к недостаточному кровообеспечению шейного отдела позвоночника и верхней части спины. Очевидно, что интенсивные занятия физкультурой, диета и общее укрепление организма должны положительно сказаться на здоровье людей, страдающих от шейного радикулита. Соблюдение основных принципов правильного дыхания позволяет значительно ускорить очищение кровеносных сосудов от различной грязи, налипающей на их внутреннюю поверхность, и существенно восстановить кровообеспечение в тех местах человеческого организма, где из-за забитых шлаками кровеносных сосудов оно было нарушено. Подавление глубокого дыхания способствует повышению концентрации углекислого газа в артериальной крови, что приводит к повышению кислотности крови и, в свою очередь, позволяет крови, проходя по кровеносным сосудам, в большей степени растворять жировые отложения на их стенках, — происходит очищение сосудов. Если с помощью определенных физических упражнений направить увеличенный поток крови именно в те места, которые необходимо очистить, то расчистка сосудов в этих местах произойдет значительно быстрее. Для того чтобы избавиться от шейного радикулита, надо делать следующие упражнения: «Потягивание», «Батерфляй», «Мельница», «Плечики», «Переменные плечики», «Кроль», «Кукарача».

Целебное дыхание по Фролову

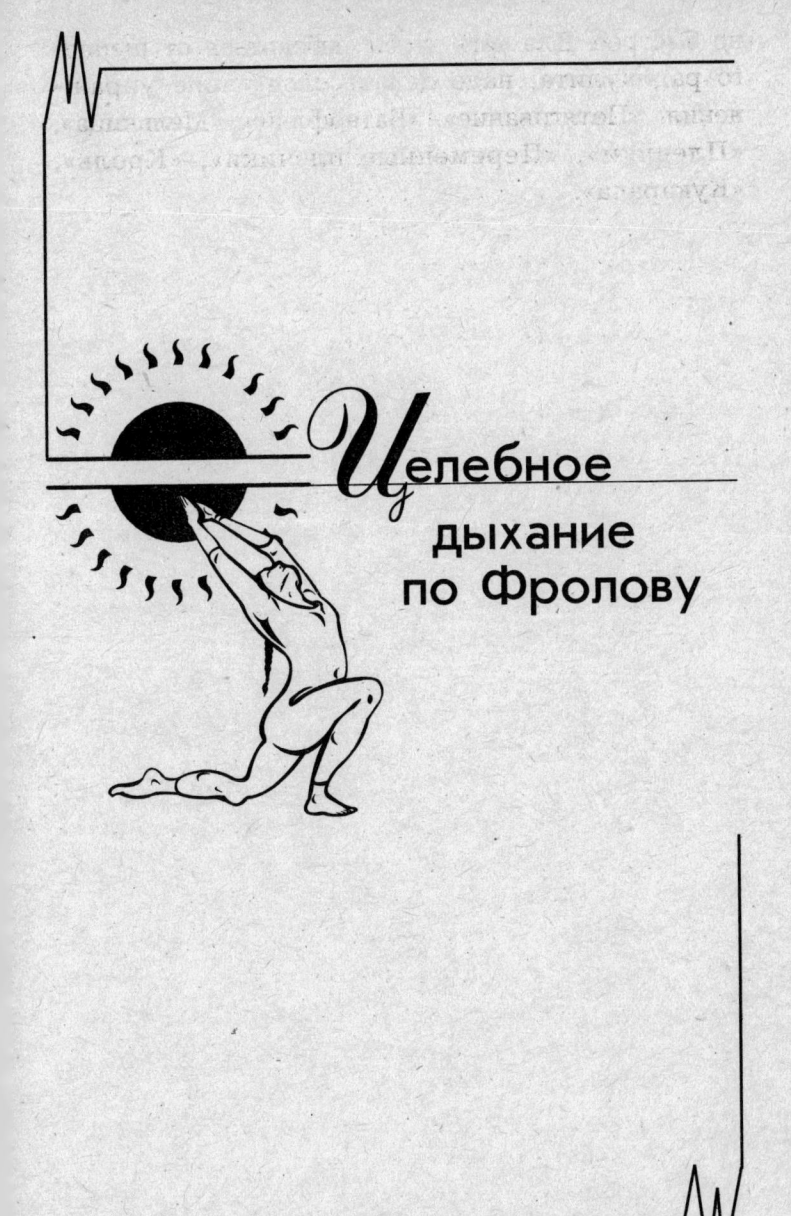

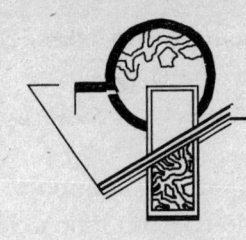

От отчаяния к надежде, от надежды к выздоровлению

Все больные люди, которым медиками был поставлен безжалостный диагноз, помнят охватившее их тогда чувство безнадежности и отчаяния. В голове пульсирует вопрос: за что?! И почему именно я?! Человек начинает думать о том, что фактически еще не жил, а впереди уже нет просвета. Наваливается какой-то мрак, и солнце кажется черным.

Прекрасно помню и я тот не лучший день своей жизни, когда после обследования мой лечащий врач спокойно и обстоятельно объяснила мне, что будет с моим больным сердцем, если я не начну систематически глотать таблетки и продолжу вести тот образ жизни, который вел до тех пор. Ничего предосудительного в нем не было, но обычная полнокровная жизнь здорового человека, которой я жил до тех пор, теперь мне совершенно не подходила. Я перешел в параллельный мир больных людей, и многое из того, что было естественным для людей здоровых, для меня стало уже недосягаемой мечтой.

Всего за несколько дней до этого я похоронил мать, за которой ухаживал почти год после того, как она перенесла инсульт и оказалась прикованной к постели. Но этот год дал мне наглядную пищу, чтобы убедиться в бессилии медицины перед лицом грозных недугов. Вдобавок двумя годами раньше в результате нелепой дорожной аварии я сломал позвоночник.

Знающие люди говорят, что серьезные болезни посылаются человеку, если он не выполняет своей миссии на Земле, для того чтобы он всерьез задумался, а все ли правильно он делает в своей жизни. Лично я в это верю! Сорок долгих дней и ночей, которые пришлось неподвижно пролежать на деревянном щите в больничной палате, не имея возможности даже нормально пошевелиться, позволили мне задуматься о многом, в том числе и о смысле жизни. Ведь это было время, когда рушилась страна, а вместе с ней ломались и миллионы человеческих судеб. Умные и сильные мужчины, классные инженеры и высококвалифицированные рабочие, с которыми я десятки лет проработал в «оборонке», спивались и умирали, оказавшись невостребованными в новых условиях жизни и потеряв ее смысл.

Это было тяжелое время для среднего поколения россиян. На рынке труда требовались молодые, энергичные и желательно без морально-нравственных норм и критериев. Предательство и подставы даже близких людей стали нормой жизни. В этой обстановке наиболее тяжело приходилось людям честным и принципиальным. Эти человеческие качества в новой российской действительности оказались невостребованными. Помню, что с больничной койки я поднялся с твердым намерением победить тяжелый недуг и стать полноценным человеком. И это почти удалось. С отличием окончил Северо-Кавказскую академию государственной службы и поступил работать в один из департаментов городской администрации. Мои коллеги в то время, когда наш контрольный отдел часами проводил рейды на рынках и автопарковках города, даже не подозревали о том, что меньше года назад я получил тяжелейшую травму.

И тут новое испытание. Смерть матери, а затем и безжалостный диагноз врачей перечеркивали все мое будущее. Нужно было что-то делать. Но что? Ведь врачи недвусмысленно сказали мне, что вылечить мои болезни невозможно. Можно только с помощью лекарств поддерживать свое здоровье на определенном уровне и потихоньку угасать.

Помню, как спустя некоторое время на смену отчаянию пришла какая-то непонятная злость. Почему это я, достаточно молодой мужчина, имеющий несколько высших образований, должен, словно немощный старик, сидеть сложа руки и ждать неминуемого конца! Это состояние противоречило моему упрямому характеру. А еще я верил, что, вопреки утверждениям врачей, должна быть в мире технология, позволяющая вылечить мои болезни. Не знаю, что питало тогда эту веру, но она во мне жила и вселяла какую-то надежду и спокойствие. Я начал искать эту технологию и, представьте себе, мой читатель, нашел спустя всего полтора месяца. Вот и не верь после этого пословице: «Кто ищет — тот всегда найдет!»

Собственно говоря, я нашел свое спасение уже через месяц, но так сложились обстоятельства, что встретился с ним только через две недели после этого события. Произошло это так. Как-то июльским днем, привычно пробегая глазами рекламные объявления в газетах, я натолкнулся на маленькую неприметную заметку. В ней сообщалось о новой чудодейственной технологии здоровья, позволяющей удлинить жизнь на 50 лет с помощью какого-то дыхательного тренажера Фролова. Там же был указан адрес аптеки, где можно было приобрести это чудо техники и ознакомиться с условиями его применения.

Лично я человек прагматичный и к рекламе отношусь достаточно осторожно. Но здесь словно какая-то неведомая сила толкнула меня, и я обвел заметку авторучкой, чтобы не потерять в потоке рекламной информации. Обвел и забыл. Мероприятие по продаже тренажеров Фролова должно было пройти через две недели. В тот день я был на даче за городом. Вернулся домой во второй половине дня и прилег на диван, чтобы дать передохнуть натруженной спине, которая слегка ныла в месте перелома позвоночника.

И вдруг встрепенулся. Я вспомнил, что сегодня именно тот день, когда проводится продажа тренажеров. Быстро нашел заметку. Так и есть! С 9 до 15 часов. Взглянул на часы. Они показывали без пятнадцати минут три. Ехать через весь город не было смысла, все равно не успею. Машинально потянулся к телефону, набрал номер и, извинившись, описал ситуацию. Приятный женский голос на том конце телефона меня успокоил и дал адрес, по которому можно было в любой день приобрести аппарат Фролова и получить консультацию по его применению.

Уже на следующий день я был в назначенный час на месте. Консультационный пункт находился в холле учебного продовольственного магазина на улице Мурлычева. Там уже толпилось несколько пожилых людей обоих полов. Они с интересом разглядывали развешенные на стенах плакаты с графиками и рисунками, рассказывающие об эндогенном дыхании. В углу стояли телевизор и видеомагнитофон. Чувствуя себя несколько неловко в роли новичка, я подошел к одной пожилой женщине и спросил: «Вы сегодня здесь тоже в первый раз?» Та замахала на меня руками: «Что вы! Я уже перехожу на эндогенное дыхание». Она с такой гордостью и уверенностью произнесла это сложное и непонятное для меня словосочетание, что мне действительно стало стыдно за мое дремучее невежество. Но я по инерции задал еще один вопрос: «А этот метод хоть немного помог вам?» Она посмотрела на меня так, как глядит умудренный опытом усталый десятиклассник на робкого первоклашку, пришедшего на его «последний звонок». Но, видимо, радость одержанных побед не позволила ей промолчать, и она сказала: «Я сама за полтора месяца вылечила у себя астму, которой страдала всю жизнь. А моя 88-летняя мама поднялась с постели, к которой была прикована уже несколько лет, и теперь не только ходит по квартире, но даже может сходить в магазин».

Помню, что этот разговор произвел на меня очень сильное впечатление, и в моем мозгу словно отпечатался вывод: «Значит, в этом методе что-то есть».

Сегодня я уверен, что успех многих людей в освоении эндогенного дыхания (ЭД) в значительной мере зависит от того, кто попался им в качестве первого наставника. Это — как первый учитель в школе. И мне в этом плане очень повезло. Владимир Дмитриевич Урывский, так звали нашего инструктора по ЭД, оказался очень милым, мягким, интеллигентным человеком лет тридцати пяти. Он сначала предоставил нам возможность спокойно посмотреть видеофильм новосибирской компании «Динамика», производителя дыхательных тренажеров ТДИ-01, об этом новом отечественном методе восстановления и поддержания хорошего здоровья в любом возрасте и только после этого начал занятие. Быстро проконсультировав тех людей, кто уже занимался дыханием не первый месяц, он затем занялся нами, новичками. Большое впечатление на меня произвели его эрудиция и живой аналитический ум. Очень важным моментом для меня стало и то, что сам Владимир Дмитриевич регулярно дышал на тренажере Фролова. Он прекрасно разбирался во многих тонкостях этой технологии и достиг больших успехов в лечении аллергии, которая многие годы до этого заставляла его на пару месяцев уезжать из нашего города в период цветения трав. Познав эндогенное дыхание, Владимир Дмитриевич избавился от этой мучительной зависимости. И сегодня он является ярым сторонником и энтузиастом эндогенного дыхания, а также остается прекрасным консультантом, помогающим десяткам ростовчан почувствовать вкус здоровья.

Через пару часов я выходил из здания консультационного пункта убежденным сторонником эндогенного дыхания. В целлофановом пакете, ручку которого я сжимал в своей руке, лежали приобретенный дыхательный тренажер ТДИ-01 и книга Владимира Федоровича Фролова «Эндогенное дыхание — медицина третьего тысячелетия». А в душе рождалась и крепла уверенность, что я наконец обрел реальную надежду на возвращение в мир здоровых людей. Но самым главным было то, что я ясно осознавал, что это зависит теперь не от чужой воли или знаний, а от моего собственного упорства и целеустремленности.

Обладая на сегодняшний день уже многолетним опытом собственного эндогенного дыхания и почти таким же опытом инструктора по ЭД, хочу заметить, что дышать нужно начинать немедленно после того, как принято решение и куплен дыхательный тренажер ТДИ-01 или ИТИ. В высшей степени несправедливо, когда этот, как я его называю, «самый полезный аппарат в доме» бездействует, в то время как его обладатель мучается от различных недугов. И пусть это сравнительно небольшие деньги, но они не должны быть выброшены на ветер.

Сколько раз во время своих лекций я слышал критические оценки возможностей этого замечательного изобретения человеческого ума. Чаще всего они сводились к следующему высказыванию: «А вот у моего знакомого (или родственника) уже два года есть такой аппарат, но он ему нисколько за это время не помог вылечить болячки». Когда начинаешь подробнее вникать в проблему, руководствуясь тем, что, может быть, человек что-то не понял в инструкции или неправильно применяет технологию, то выясняется, что он в лучшем случае попробовал подышать через аппарат Фролова, но что-то ему не понравилось, и тут же бросил. Или, поддавшись моде, по случаю купил, но так и не выбрал времени позаниматься дыханием. Но аппарат куплен, стоит без дела, а его хозяин благополучно болеет, создавая живую антирекламу этому прекрасному методу.

Очень точно такую группу больных в своей замечательной книге «Опыт дурака, или Ключ к прозрению» Мирзакарим Норбеков назвал «умниками». Ведь им так приятно бывает в ответ на робкий вопрос: «А вы не пробовали избавиться от своих болезней с помощью тренажера Фролова?» — свысока снисходительно бросить сквозь зубы: «Да этот аппарат у меня уже два года стоит в шкафу на кухне». И оборвать на этом фразу. Собеседник уходит после этого в полной уверенности, что опытный человек поделился с ним своими ценными знаниями о никчемности метода эндогенного дыхания, и теперь его на веревке не затащишь в консультационный пункт, даже если помирать будет. Ему невдомек, что «умник» действительно сказал ему правду, и покрытый двухлетним слоем пыли тренажер Фролова уныло стоит у него в шкафу на кухне. И точно такой же правдой является то, что никто ни разу не пробовал хотя бы для интереса подышать на этом аппарате. Но этот факт остался за кадром беседы.

Поэтому я всегда говорю своим слушателям: «Никогда не покупайте дыхательный тренажер Фролова, если чувствуете, что не будете дышать на нем. Мне не столько жаль ваших бесцельно потраченных денег, сколько обидно, что этим поступком вы создаете мощную антирекламу прекрасному методу, действительно позволяющему решить любому человеку проблемы своего здоровья». Аппарат Фролова обязательно должен работать!

Вторая истина, которая открылась мне в процессе изучения метода эндогенного дыхания — это то, что нельзя насильно человека сделать счастливым. Помню, каким окрыленным возвращался я из Новосибирска домой, в Ростов, в конце октября 1999 года. Еще бы! Всего несколько месяцев назад узнав об аппарате Фролова, я уже стал за это время участником II Международной конференции «Метод эндогенного дыхания» в городе Новосибирске. Здесь мне посчастливилось лично познакомиться с самим автором этого прекрасного метода, признанного во всем мире, Владимиром Федоровичем Фроловым.

Хотя народу на конференцию собралось очень много, и Владимир Федорович был буквально нарасхват, я со своим товарищем из Ставрополя

Володей Нехаевым решил применить южную хитрость. Выбрав момент, когда, как всегда окруженный свитой ученых-медиков, Фролов, заговорившись с кем-то из знакомых участников конференции, немного отстал, мы буквально втащили его на свой ряд и, перекрыв с двух сторон ему выход, почти час терзали Владимира Федоровича своими вопросами. А их накопилось немало за несколько месяцев занятий на тренажере. Но главным было то, что ни в Ростове, ни в Ставрополе не было в то время человека, способного ответить на них. Разве мы могли упустить такую уникальную возможность все узнать из первоисточника? И мы успешно разрешили все свои сомнения.

С того дня я бережно храню книгу В. Ф. Фролова, на внутренней стороне обложки которой его неровным почерком написано: «Сергею Дмитриевичу с пожеланиями Наилучшего Здоровья и успешного освоения Эндогенного Дыхания. В. Фролов. 27.10.99».

Прослушав лекции видных медиков из многих уголков нашей страны, успешно применяющих метод эндогенного дыхания при лечении самых разных заболеваний, доклады директора медицинского центра эндогенного дыхания доктора медицинских наук Н. И. Цирельникова, доктора физико-математических наук профессора Е.Ф. Кустова, а затем пройдя обучение в медицинском центре компании «Динамика», мы получили сертификаты инструкторов по ЭД. Своим огромным опытом применения дыхательных методик при лечении больных с самыми различными патологиями поделился С.Н. Зинатулин, с которым я чуть позже подружился. На занятиях мы стали свидетелями выступлений многих бывших больных людей весьма преклонного возраста. Это было очень впечатляюще, когда они один за другим поднимались на трибуну и говорили не прозой, а стихами. Бодрые, жизнерадостные люди со светящимися от счастья глазами обрушивали в зал целые оды, посвященные В.Ф. Фролову. Настолько велика была их благодарность за возвращенное здоровье. Вряд ли можно представить более мощную поддержку методу эндогенного дыхания.

На этой волне оптимизма я и возвращался в Ростов. Мне хотелось весь мир сделать счастливым, избавив его от болезней. И казалось, что на этом пути преград практически нет. После общения с единомышленниками казалось, что все карты были в моих руках. Приехав домой, мы организовали рекламную акцию в одном из крупных аптечных центров. Здесь были развешены все необходимые плакаты, показывались видеофильмы и проводились консультации. Было начало зимы, самый разгар эпидемии гриппа. И я с огромным удивлением наблюдал, как толпы людей, равнодушно скользнув глазами по нашим плакатам и экрану телевизора, словно стада послушных овец ломились к прилавкам аптечного центра, выбрасывая огромные деньги на покупку практически бесполезных лекарств. Почему бесполезных?

В этой связи я всегда вспоминаю анекдот, рассказанный знакомым доктором. К врачу приходит пациент и спрашивает, сколько времени он может проболеть гриппом. Тот отвечает: «Если будете лечиться, то проболеете семь дней, а если не будете — то неделю». В Новосибирске я увидел людей, которые с момента начала занятий на дыхательном тренажере Фролова не болели вирусными и простудными заболеваниями по многу лет. Тогда мне это казалось фантастикой. Сейчас за спиной большой собственный опыт.

Как-то я учил дышать на тренажере Фролова девятнадцатилетнего студента университета.

Большой красивый сильный парень получил осложнение на сердце, перенеся на ногах ангину, так как в этом учебном заведении не приветствуются пропуски занятий по любым причинам. Если бы он знал раньше о методе Фролова, у него никогда бы не было ангины и последовавших за ней серьезных проблем со здоровьем. У человека, который дышит хотя бы полчаса в сутки на ТДИ-01 или ИТИ, в худшем случае может в момент заражения вирусом появиться небольшой насморк или неглубокий кашель. Но его мощная иммунная система буквально в течение двух-трех дней расправляется с недугом. Если же человек перешел на постоянное безаппаратное эндогенное дыхание, то ему даже эти мелкие проблемы неведомы.

А я в просторном холле аптечного центра наблюдал каких-то зомбированных людей, которым лень было пошевелить всего одной извилиной головного мозга и проявить хотя бы вежливое любопытство. Нет! Они тупо ломились к аптечному прилавку, как всегда уповая на чудо. Но чудеса бывают лишь тогда, когда для этого хотя бы что-то делается.

Вспоминаю случай, когда сидевшая рядом со мной в коридоре поликлиники женщина начала жаловаться, что вот ее направляют в стационар лечить сахарный диабет, а дома остается безногий муж-инвалид, за которым некому будет ухаживать в ее отсутствие. Наивно пропитавшись сочувствием к незнакомке, я вспомнил о прекрасных результатах лечения сахарного диабета эндокринологами Ярославского детского санатория, о которых нам на конференции докладывала детский доктор-эндокринолог В.В. Туз. И у меня вырвалось: «А вы знаете, что можете вылечить свой сахарный диабет? Есть сегодня такой метод». Она повернулась лицом ко мне и недоверчиво спросила: «Как, совсем?»

Ее вполне можно было понять, ведь на протяжении многих лет она слышала от врачей, что эта болезнь неизлечима. «Да, совсем», — уверенно подтвердил я. «И что, у меня больше не будет сахарного диабета?» — «Да, не будет». Она глянула на меня в замешательстве: «Но если его не будет, то с меня снимут группу инвалидности?» Тут уже я пришел в замешательство: «Наверное, у вас группа инвалидности связана с диабетом». «Но тогда мне не будут платить пенсию», — мрачно подытожила она и, посмотрев на меня, как на своего заклятого личного врага, который ей желает только зла, процедила сквозь зубы: «Нет! Мне этого не надо!» После этого женщина отодвинулась подальше на край скамейки, и поток жалоб из ее уст мгновенно прекратился. А мне было жалко ее и стыдно за свою страну, в которой люди сознательно выбирают участь болеть, чтобы хоть как-то сводить концы с концами.

Когда я слышу от людей, пришедших на консультацию, что технология эндогенного дыхания очень слабо рекламируется и пропагандируется среди широких масс населения, то вспоминаю один любопытный случай из своей практики. Однажды, несколько лет назад, меня пригласили читать лекции в городской психоневрологический диспансер, в котором уже некоторое время применялись дыхательные тренажеры Фролова, но у врачей не было уверенности, что делается это правильно. Какой-то благодарный состоятельный пациент подарил центру несколько таких аппаратов, и решено было испробовать эту новейшую технологию здоровья на своих пациентах. Надо сказать, что меня приятно поразило отношение медицинского персонала этого центра к больным людям. Практически все, что могло пойти во благо здоровью пациентов, помимо классической медицинской помощи, применялось здесь.

Сюда приходили православные священники, и я видел, с какими одухотворенными лицами многие пациенты повторяли за ними слова молитвы. Чувствовалось, что такие занятия снимают у них психологический груз тяжелых недугов. С удовольствием занималась некоторая часть контингента с инструктором по дыханию йогов, и я неоднократно слышал от них, что эти занятия значительно улучшили состояние их здоровья. Но эти же люди могли совершенно равнодушно отнестись к эндогенному дыханию.

Вспоминаю случай, когда я рассказывал пациентам психоневрологического диспансера о методике дыхания, а одна из посетительниц, проявляя откровенное пренебрежение к занятию, упорно мешала другим людям слушать лекцию, о чем-то своем громко разговаривая со своей соседкой. И тогда одна из слушательниц не выдержала и гневно обрушилась на нее: «Как вам не стыдно?! Я два года назад купила аппарат Фролова и не смогла самостоятельно научиться дышать на нем, хотя верю в его возможности. Сейчас знакомые рассказали мне, что есть человек, который может мне помочь. Я столько времени искала такую возможность, а вам она досталась даром, и вы при этом так безобразно себя ведете!» Возмутительница спокойствия что-то недовольно ей ответила и только немного понизила свой голос, продолжая болтать с приятельницей.

Каково же было мое изумление, когда уже на следующем занятии я увидел эту женщину сидящей в первом ряду и жадно ловящей каждое мое слово. Я не выдержал и спросил: «А что случилось? На прошлом занятии все это было вам так неинтересно». В ответ она сказала: «Ради Бога, простите меня за мое поведение».

Секрет оказался очень прост. Вечером того же дня она случайно встретилась со своей старой подругой, с которой не виделась несколько лет. Между прочим рассказала ей, что какой-то хмырь несколько часов досаждал им своей никому не нужной лекцией об аппарате Фролова. И вдруг подружка сказала ей: «А ты знаешь, с помощью этого волшебного стакана я за пару месяцев вылечила все свои болезни!» Потрясенная этими словами, женщина еле дождалась очередного занятия. Мнение подруги оказалось во много раз эффективней любых рекламных акций и научно-популярных лекций.

Меня уже несколько раз спрашивали верующие люди, не противоречит ли методика эндогенного дыхания законам Божьим. Ведь он создал человека с тем дыханием, которое мы все имеем, а теперь кто-то дерзновенно пытается улучшить дело рук Всевышнего. Сегодня у меня есть ответ на этот вопрос. Как-то мне позвонил из Шахт какой-то мужчина и попросил проконсультировать его по некоторым тонкостям эндогенного дыхания. Его приятный вежливый голос вызвал заочную симпатию к этому человеку, и я согласился встретиться с ним. Знакомство наше состоялось на пригородном автовокзале. Я сразу выделил его из группы людей, стоявших на автобусной остановке. Бородатый, интеллигентного вида мужчина средних лет, в черной старомодной шляпе был похож на образ русского чудака-интеллигента позапрошлого века. Мы отошли в парк имени Островского и сели на свободную скамейку.

Беседа наша незаметно продлилась около двух часов. Владимир Георгиевич, так звали моего собеседника, достаточно хорошо разбирался в дыхательной методике, и разговаривать с ним было легко и интересно. После того, как все интересующие его вопросы были благополучно разрешены, мы попрощались. По журналистской привычке, уже почти вдогонку, я спросил его: «А чем вы занимаетесь?» — и с изумлением услышал в ответ: «Я — священнослужитель». «Так вы отец Владимир!?»

«Да», — с достоинством ответил он. И тогда я задал ему вопрос, который уже не раз слышал из уст своих слушателей: «Не противоречат ли занятия на тренажере Фролова священному учению?» — «Нет, — очень серьезно ответил отец Владимир. — Я сам изучил эту методику и считаю ее богоугодным делом». С тех пор мы регулярно общаемся с этим интересным человеком, который внимательно следит за всеми новинками технологии дыхания и успешно их применяет.

Наученный жизнью, я теперь совершенно нормально отношусь к таким столь полярным проявлениям. Восточная мудрость гласит: «Тысяча лекарей предлагают тысячу дорог, но все они ведут к храму здоровья». Я убежден, что в мире существует немало действительно полезных технологий, позволяющих инициативным, творчески мыслящим людям решить свои проблемы со здоровьем. Нужно только заниматься этим делом осмысленно, наполнить эту деятельность какой-то особой духовностью. М. Норбеков назвал это особое психологическое состояние человека волевым эмоциональным самопринуждением. И еще он вывел главную истину успеха: важно не то, что ты делаешь, а то, как ты это делаешь! И я голосую за нее двумя руками.

Для человека, решившего поправить свое здоровье, сегодня нет проблемы найти способ, позволяющий это сделать. Перед ним простирается тысяча дорог. Но из этой тысячи он должен выбрать ту единственную, по которой он пройдет до конца, до самого храма здоровья и молодости. Мой жизненный опыт показывает, что большинство людей, к сожалению, выбирают непосильный для себя путь и не могут его преодолеть, в лучшем случае дойдя до половины. И эта книга призвана помочь сделать правильный выбор, но ни в коем случае не навязать его. Последнее слово всегда останется за вами, мой дорогой читатель. Я всего лишь только фонарь, освещающий этот путь. О нем мы поговорим чуть позже, а пока познакомимся с людьми, которым посчастливилось найти и осилить свою дорогу.

БЕСЕДЫ С В.Ф. ФРОЛОВЫМ

Болезни лечит дыхание, или Феномен Фролова

Можно ли излечить гипертонию, стенокардию, диабет, псориаз, аллергию, астму, артриты, остеохондроз, рак, сахарный диабет?

«Нет, — утверждают ученые-медики, — сегодня в мире нет лекарств, способных избавить людей от этих заболеваний». И они правы — миллионы людей на Земле страдают и гибнут от этих болезней, а медицина не имеет возможности помочь им.

«Да», — говорит российский биохимик и изобретатель Владимир Федорович Фролов, создавший технологию, которая помогает избавить человечество от тяжелейших патологий. И он прав — за ним тысячи людей, вернувших здоровье и обеспечивших себе долгую и счастливую жизнь.

Так кто же по-настоящему прав и где находится истина? Чтобы прояснить этот вопрос, я встретился в Москве с автором уникальной технологии эндогенного дыхания Владимиром Федоровичем Фроловым и побеседовал с ним.

Беседа первая

- *Владимир Федорович, расскажите, пожалуйста, немного о себе.*

Я родился в Алтайском крае в 1938 г. Там же окончил школу и связал свою жизнь с армией. Учился в военном училище, академии химической защиты, и можно сказать, что я классический химик не только по образованию, но и по складу ума. Эта тяга к химии у меня была всегда. В моем аттестате о среднем образовании две пятерки, и одна из них по химии. Окончив академию, я получил диплом с отличием и вспоминаю, с каким упоением занимался изучением наук в курсантские годы. Тогда таблицу Менделеева я знал наизусть. Вот так и стал химиком.

А потом мне уже пришлось заниматься промышленностью, иметь отношение к разным процессам и к разным аппаратам. Я много работал с различной техникой и имею огромный опыт в этом деле. Последние годы трудился в центральном аппарате Министерства обороны и завершил службу в звании полковника.

После этого поработал в одном НИИ, где создал новые сушилки, современные способы переработки сельхозпродукции, а позднее уже плотно стал заниматься своим прибором, который, кстати, был у меня изготовлен в макете еще во время работы в Министерстве обороны. Но тогда мне было некогда довести его до ума.

Прибор я сделал еще в 1988 году, но по-настоящему стал им заниматься уже после ухода с военной службы.

В Ростове есть передовые врачи, интересующиеся новыми технологиями здоровья. В качестве примера могу привести врачебный коллектив городского психоневрологического диспансера, который более двух лет успешно применяет технологию эндогенного дыхания в своей лечебной практике, несмотря на достаточно негативное отношение к этому методу подавляющей массы врачей. Это заведующая диспансером Людмила Николаевна Колокольцева, врачи Владимир Николаевич Емцев и Ирина Викторовна Якина.

- *Что вы можете сказать по поводу лечения на ТДИ-01 таких болезней, как неврозы, шизофрения и другие, связанные с психоневрологическими расстройствами?*

Я считаю, что здесь мы должны сказать о двух сторонах этого процесса. Наше дыхание показало, что при нем очень хорошо идет восстановление микроциркуляции капиллярного русла в органах, имеющих повышенный кровоток. Это прежде всего сердце, почки, головной мозг. Поэтому первое такое эффективное воздействие при эндогенном дыхании возникает за счет того, что сосуды восстанавливаются и пораженные зоны регенерируются. В этом случае болезни начинают отступать.

Вторая сторона, связанная с нашим дыханием, определяется той энергетикой, а проще сказать, тем количеством кислорода, которое получают при дыхании ткани. Здесь нужно упомянуть о так называемых зонах сознательного и бессознательного. По сегодняшним научным представлениям у человека в зоне сознательного находится примерно один процент клеток, а остальные клетки находятся в зоне бессознательного. При низкой энергетике и гипоксии (недостатке кислорода), что касается многих людей, и такое состояние, как показывают исследования, часто бывает у пациентов с психическими заболеваниями, у которых большинство клеток организма страдают от гипоксии и нехватки энергии, эти клетки в результате обратной афферентации посылают сигналы в мозг. В этом случае, естественно, зона неосознанного буквально накачана негативной информацией. Негативное и наше сознание находятся в своеобразном конфликте.

А когда человек начинает дышать с помощью аппарата ТДИ-01, это состояние резко меняется, и мозг постепенно начинает получать все больше и больше положительной информации. Это способствует изменению психики человека в положительную сторону. У него чаще возникает ощущение комфорта, начинается выделение эндорфинов вследствие такой высокой энергетики и появляется возможность за счет нее избавиться от болезней.

При дыхании на аппарате все сферы организма испытывают благоприятные изменения: сердце, почки и другие органы. Это способствует тому, что мозг получает все больше энергии, все больше кислорода, и эти процессы хорошо сказываются на состоянии больных людей. По нашим наблюдениям, есть случаи, когда больные шизофренией улучшали здоровье и постепенно выходили из этой болезни. Я не говорю об обычных неврозах страха, бессоннице и многих других заболеваниях, которыми сейчас болеют миллионы людей. Они тоже относятся к разряду психических заболеваний и тем более устраняются при нашем дыхании. Люди совершенно преображаются.

Как сказала одна женщина сама про себя: «Я даже социально стала другой». Потому что изменилось само ее отношение к окружающим людям.

- *Многие люди покупают аппараты в аптеках. Инструкции, которые прилагаются, к сожалению, несовершенны, а многие консультанты сами не дышат, поэтому не могут правильно объяснить людям, как устранить ошибки при дыхании. Что вы можете сказать по поводу самой правильной современной методики дыхания на ТДИ-01?*

Последний раз методика дыхания была принята в Минздраве, но это, к сожалению, как бы неполная методика. Я сам, когда работаю с людьми, вручаю им свою авторскую методику.

Моя методика отличается от той общепринятой, которая поставляется с аппаратом ТДИ-01, тем, что все режимы дыхания проверены и дают положительный наибольший эффект. Есть четыре элемента, которых нужно придерживаться.

Во-первых, это объем воды, заливаемой в аппарат, который должен быть для основной массы больных между 9 и 10 мл. Причем такое требование выполняется для людей с тяжелыми патологиями, такими, как сердечно-сосудистые заболевания, гипертония, гипотония, астма, хроническая обструктивная болезнь легких, со слабой дыхательной системой. Эти больные должны наливать в тренажер 9 мл воды. Основная масса других людей, с более легкими заболеваниями — 9,5 мл. А 10 мл воды могут заливать спортсмены, которые имеют хорошие физические показатели.

Очень важный элемент, который следует строго выполнять — вдох, который я рекомендую делать через нос, потому что вдох через рот провоцирует выброс плазмы в альвеолы. Мы как бы втягиваем плазму в альвеолы, а это очень плохо для астматиков, для людей, имеющих обструктивные заболевания легких, бронхов, а также повышенное и пониженное давление. Поэтому нужно делать вдох через нос.

Еще одно новшество, на котором я заостряю внимание, это то, что дыхательный акт должен регулироваться так, чтобы он был на 1,5—2 секунды меньше предельного. Дыхание на предельном дыхательном акте приводит к тому, что человек попадает в зону поражения углекислым газом. Такое воздействие неблагоприятно сказывается на людях, больных астмой, хроническим обструктивным заболеванием легких, сердечно-сосудистыми заболеваниями, гипертонией и гипотонией.

Третья часть новшества дыхательной технологии — это переход на эндогенный режим дыхания. Не надо доходить в дыхании до предела. Если у человека дыхание изначально хорошее, то есть исходная продолжительность дыхательного акта 16 секунд, а в течение месяца ПДА дошла до 35 секунд, такому человеку можно переходить на эндогенный режим дыхания и в гипоксическом режиме больше не работать. Если дыхание слабое, то есть исходная продолжительность дыхательного акта меньше 13 секунд и человек достиг через два месяца ПДА 25 секунд, при том факте, что каждый день дышит по 40 минут, он тоже может переходить на эндогенный режим дыхания.

Все эти новшества улучшают наше дыхание и способствуют более быстрому переходу на безаппаратный эндогенный режим, потому что находиться в гипоксическом режиме неинтересно, а необходимо войти в эндогенное безаппаратное дыхание, освоить его и жить в нем оставшуюся жизнь. Кто переходит на такое дыхание, тот живет в совершенно комфортном режиме. И у него появляется возможность за счет того, что таким образом можно дышать на прогулке, на работе, на отдыхе, довести продолжительность эндогенного дыхания до 4—5 часов в сутки, добавляя ежемесячно по полчаса. В это время он дышит под давлением, выдыхая сквозь сжатые губы.

Опыт показывает, что в этом режиме начинается реальное омоложение организма. В 70—75 лет у таких людей не просто сердце, почки и сосуды становятся здоровыми — это само собой подразумевается при нашем дыхании. Эти люди даже внешне постепенно начинают омолаживаться. У них чернеют волосы, уменьшаются и исчезают морщины и т.п.

Многие люди задают вопрос о детях. Раньше норма объема воды, которую сейчас заливают в тренажер взрослые, была для детей. А как быть теперь?

В принципе у детей структура тканей легких аналогична взрослым людям, поэтому для детей допустимы те же самые нормы объемов заливаемой в тренажер воды. Но если ребенок ослабленный, он может начинать заниматься с 8—8,5 мл воды. А основная норма для детей — 9 мл. Здоровым детям в 12—13 лет можно заливать 9,5—10 мл воды в тренажер. Для ребенка главное не то, сколько воды заливать, а чтобы он постепенно начинал дышать и увеличивал время дыхания. Начал, скажем, с 5 минут занятия и довел его до 30 минут, а затем уже так же, как и взрослому человеку, можно думать о переходе на эндогенное дыхание. Уже есть случаи, когда дети в 8—10 лет перешли на эндогенное дыхание.

Первый этап освоения эндогенного дыхания называется гипоксическим. Это название было оправдано, когда вдох делался через рот. Тогда действительно создавался гипоксический режим. Но сейчас, когда вдох делается носом из атмосферы, не используется гипоксическая смесь. Значит ли это, что название первого этапа эндогенного дыхания осталось чисто символическим?

Отнюдь нет. Мы вдыхаем носом газовую смесь, в которой кислорода 20,8%.

В легких она еще больше разбавляется, и кислорода становится еще меньше. Но мы дышим, стараясь сделать дыхательный акт длинным. И когда выдыхаем, концентрация кислорода падает. Сначала 18 процентов, затем 16 и т.д. То есть все равно смесь гипоксическая, но гипоксия умеренная. Коль мы ввели правило не доводить выдох до предела на 1,5—2 сек., то просто не доводим смесь до состояния, когда она становится опасной по содержанию углекислого газа, потому что именно он выступает основным регулятором дыхания. Поэтому первый режим дыхания является дыханием с небольшой гипоксией.

Меня часто спрашивают о смысле нашего дыхания, и я всегда обращаю внимание на то, что мы получаем в результате дыхания. Приходит, к примеру, в консультационный пункт человек. У него дыхательный акт 6 сек. А через месяц ПДА достигает 24 сек. Получается, что за месяц он так перестроил дыхание, что за счет одинаковой порции кислорода живет в 4 раза дольше. Вот какие удивительные вещи происходят при гипоксическом дыхании.

Но главные свои достижения мы получаем при эндогенном дыхании. Потому что количество энергии (эндогенного кислорода) вырабатывается пропорционально времени дыхания. Если дышать 10 минут, это одно количество. А если 40 минут, то совершенно другое, в 4—5 раз большее. А если люди дышат в эндогенном дыхании по 5—6 часов? Представьте, 5 часов умножить на 60 — это они дышат 300 минут. При этом получают энергии в 30 раз больше, чем в начале дыхания. Именно в эндогенном дыхании возникают такие беспредельные возможности. То есть человек может получить здоровья столько, сколько пожелает. Причем все это он делает спокойно, без всякого напряжения.

- *Вот существуют известные дыхательные методики Стрелкова, Бутейко, Ненашева и Фролова. Расскажите вкратце о преимуществах вашей технологии.*

Я когда первую книгу написал, то думал, кого нарисовать на обложке. Кандидатами были акула, черепаха, но я не нарисовал того, кого хотел. А нарисовать мне хотелось кита. Почему же я его не нарисовал? Потому что тогда считалось, что кит живет 50—60 лет. Но я в это совершенно не верил. И вот в начале 2001 года нахожу данные, что канадские ученые, используя кости загарпуненных китов, пришли к выводу, что киты живут больше двухсот лет. У них есть кости 190-летнего кита, другому киту было 210 лет. Я считаю, что эти животные живут спокойно больше двухсот лет, а максимально 300 лет. А то дыхание, которое было мной открыто, я сразу назвал «дыханием китов». Но тогда данные не стыковались, а сегодня я понимаю, что все это справедливо, и человек, который освоит «дыхание китов», будет жить столько же, а может, как более разумное существо, еще больше.

Если бы индийские йоги знали о моем дыхании, сейчас в Индии люди жили бы по 200—300 лет. У нас прожить 200 лет могут рассчитывать дети, которые сегодня освоят новое дыхание. Они не будут стареть. Но и мы, старшее поколение, тоже получили возможность жить долго.

Поэтому это единственная дыхательная методика, которая имеет прочную научную базу. Дыхание соответствует всем данным науки и легко стыкуется с ней. Оно легко прогнозируется. Человек сел за стол, стал дышать на аппарате, и сразу начинает подниматься энергетика. Когда академик Атаев проверил мое дыхание, за 10 минут показатели энергетики поднялись на 15%. Все остальные методы, которые он использовал при подготовке космонавтов, давали ничтожно маленький процент. Так что на сегодняшний день все остальные дыхательные методики чисто эмпирические.

Я могу просто сказать: при дыхании по Бутейко сколько людей умерли от инфарктов и инсультов, никто не знает. Но умерло очень много людей. Потому что, к сожалению, само это дыхание провоцирует такие процессы. Есть у меня один такой богатырь, который освоил мое дыхание полностью, он взял прибор и выдыхал целый час, не останавливаясь. А потом попробовал подышать по Бутейко. Так вот, он прибежал ко мне с красными глазами, у него сосуды разрушились. А об этом везде написано, что когда мы дышим с повышенной концентрацией углекислого газа, это ведет к ацидозу, к поражению сосудов. И тут никуда не денешься.

Когда мы освоили эндогенное дыхание и стали проверять у эндогеннодышащих людей, сколько углекислого газа они выдыхают, выяснилось, что в полтора раза меньше, чем обычный человек. То есть оздоровление идет по линии снижения углекислого газа на выдохе, а не по линии его накопления.

В своей книге я уже отмечал, что при дыхании Стрельниковой, поскольку оно идет на схлопывание, когда мы резко сгибаемся, одновременно вдыхая воздух в легкие, то есть как бы нагнетая его, практически мы загоняем в легкие большие пузыри воздуха и примерно имитируем работу пловца. Это дыхание повреждает сердечно-сосудистую систему. Вот недавно смотрел по телевизору передачу, где молодые парни, рекордсмены по плаванию, ждут в палате своей очереди на пересадку сердца. То есть человек себя очень быстро изнашивает. Поэтому сам метод дыхания Стрельниковой кому-то помогает, но помогает здоровым людям. Слабому человеку он не поможет. Более того, там очень большая затрата энергии на механическую работу.

Сегодня в нашем дыхании мы предусмотрели все: и когда дышать и сколько дышать. И все, что мы получаем при дыхании, а это энергия кислорода, которая в 8—10 раз больше, чем при обычном дыхании, и это многими уже проверено, все это идет не на ходьбу, не на упражнения, а на внутреннюю работу клеток, иммунной системы, на регенерацию. Тут не может ничего добавиться. Я сегодня готов к любому эксперименту.

У меня есть люди, сотни человек, которые освоили дыхание, и это люди совершенно другого уровня. И социального, и физического. И никакой другой вид дыхания не представит таких людей. Кроме того, через наш консультационный пункт прошла масса бывших «бутейковцев» и «стрельниковцев», которые ничего там не добились.

• *Владимир Федорович, откройте нашим читателям небольшой секрет. Недавно мне попалась на глаза статья о тренере чемпионов мира — сборной команды России по подводному плаванию. Зовут его Потапов Александр Ильич, а в вашей книге тоже упоминался человек с такой же фамилией, именем и отчеством, добившийся феноменальных результатов. Это один и тот же человек или нет?*

Дело в том, что, судя по всему, в этом генеалогическом древе очень много людей с большими легкими. Вот Потапов — человек небольшого роста, но с большими легкими. У него отец долгожитель, прожил более ста лет. Дед еще больше прожил. Сам Потапов бывший водолаз.

Но я вам хочу сказать о других вещах. Сегодня там, где применяются разные искусственные смеси для дыхания — в космосе, например, или у ныряльщиков — там как раз не хватает понимания, что такое дыхание. И многие не выдерживают нагрузок. Я сейчас читаю об экспериментах, которые проводит институт медико-биологических проблем. Их просто не надо проводить. Эти эксперименты показывают, что проводящие их люди просто не понимают, что такое дыхание.

Более того, у нас в стране до сих пор используют методы лечения, когда человека помещают в барокамеру и держат при давлении 2–3 атмосфер. Это способ умерщвления человека, по-другому не назовешь. Это метод склерозирования сосудов.

Недавно я прочел, что в Англии разработаны новые воздушные коктейли, когда человеку дают подышать воздушной смесью, в которой 40 процентов кислорода. Это тоже ведет к поражению сосудов. Все оттого, что имеется незнание и непонимание процессов, происходящих в организме при дыхании.

- *Несколько лет назад произошла трагедия на подводной лодке «Курск». В своей первой книге вы упоминали о том, что ваш метод позволяет увеличить живучесть экипажа подводной лодки во много раз. Что вы можете сказать по поводу этого инцидента?*

В данном случае можно сказать, что на подводной лодке давление порядка десяти атмосфер, и люди, обладающие нашим дыханием, имели бы какое-то преимущество. Потому что у них щели альвеол, через которые пузырьки воздуха попадают в кровь, маленькие. Эти люди имеют другую культуру дыхания и потребили бы меньше кислорода. Сегодня мы уже знаем, что человек с новым дыханием выделяет углекислого газа примерно в полтора раза меньше и кислорода требуется ему гораздо меньше. Более того, показано, что такие люди потребляют из наружного воздуха и азот, и кислород и необходимость в пище у них в полтора-два раза меньше, чем у обычного человека. То есть возможности, конечно, большие.

Но я считаю, что в том виде, в котором сейчас у нас выпускаются подводные лодки, стоящие миллиарды долларов, они производиться не должны. Для лодки необходим экипаж меньше, и у каждого члена команды должна быть индивидуальная спасательная капсула. При аварии он в нее садится и поднимается на поверхность и плавает в капсуле, пока не придет помощь. Должна быть система типа поплавка. Те способы спасения, которые имелись на лодке, были очень сложными. Это говорит о том, что когда у нас разрабатывали лодки, о человеке опять не подумали. Это, конечно, полное безобразие!

- *На упаковке ранее выпускавшихся аппаратов ТДИ-01 был приведен длинный перечень болезней, лечение которых было показано в соответствии с приказом Минздрава. Сейчас этот список на коробках новых аппаратов ТДИ-01 сокращен почти в три раза. Скажите, пожалуйста, какие конкретные болезни гарантированно лечатся на этом тренажере?*

Наша система лечения строится следующим образом. Она, главным образом, идет через кровь, потому что эритроциты являются носителями энергетики. Это повышает энергетику организма, насыщает ткани кислородом, повышает иммунитет и снижает уровень поражения тканей. То есть методика дыхания является универсальной по своему лечебному воздействию. Но скорость восстановления различных органов разная. Она прежде всего определяется плотностью капилляров и энергетикой данного человека.

Быстрее всего лечится сердце, потому что оно имеет 2000 капилляров на квадратный миллиметр. Так же быстро лечатся нижние конечности, почки и мозг. А органы, имеющие мало капилляров, восстанавливаются медленнее. Скажем, при сахарном диабете лечение будет идти постепенно и долго, но все равно результаты будут. Печень реабилитируется медленнее почек, тем не менее вот у меня последний случай, когда женщина вылечила рак печени (гематома 75 на 80). Так что лечится и это.

Вторая сторона проблемы — это то, что у людей разные легкие. Если у пациента большие легкие и диафрагмальное дыхание, то лечение идет быстро. Если маленькие легкие и энергетика низкая — процесс выздоровления замедляется. Но лечение идет у всех. Не бывает, чтобы человек не получил положительный эффект. Вот такая существует схема оздоровления организма.

- *На сегодняшний день ваш метод, на мой взгляд, недостаточно популяризирован. Приведу такой пример: со мной в поезде ехала семья москвичей, очень интеллигентные люди в годах и с проблемами со здоровьем, которые с изумлением узнали от меня о существовании вашей технологии и о том, что ее автор живет с ними в одном городе. А что тогда можно говорить о периферии? Что нужно сделать для популяризации эндогенного дыхания?*

Да, наш метод пока находится в информационной колыбели и оттуда еще не вышел. Так произошло потому, что я, как автор, особенно и не беспокоился последние годы, чтобы его популярность росла. Это было связано с тем, что только месяцев 5–6 назад я закончил полностью совершенствование моей технологии, то есть до этого я не был свободен. Я ведь не имею права говорить, что мой метод самый лучший, если каждому человеку не гарантирую выздоровление. Кстати, я единственный в мире такой человек, который что-то гарантирует. В медицине речь об этом вообще не идет.

Что касается фирмы, которая занимается продажей аппаратов, хотя мне говорить об этом и неудобно, но она тем не менее медленно вводила более эффективные инструкции. И поскольку они часто не понимались и люди, их применявшие, не получали нужного эффекта, то процесс распространения технологии шел медленно. Может, это и нормально. Сегодня я считаю, что технология доработана, и у меня появится свободное время, чтобы заниматься популяризацией этого метода.

- *Владимир Федорович, чем вы порадуете наших людей в ближайшие годы?*

Дело в том, что технология дыхания является базовой для разработки технологий, не существующих в мире на сегодняшний день. Например, восстановление волос на голове, лечение старческой импотенции и т. д. Можно разработать недорогие технологии и на этой базе лечить любые заболевания.

У меня уже есть отработанная технология лечения рака. За 5–6 месяцев рак можно вылечить. Контроль такого лечения должна осуществлять официальная медицина. У меня был случай, когда ко мне приехала женщина. Я ей сказал: «Ты должна провести вот такие мероприятия с официальной медициной, а в остальной части будешь заниматься по моему методу». Она за 6 месяцев вылечила рак молочной железы. Женщина обошлась без всякой операции и сейчас нормально живет. Сейчас у меня есть пациентка, которая 20 лет у лучших наших пульмонологов лечила астму. За последние 6 месяцев она ни разу не приняла гормоны. И таких людей, которые лечат астму, у нас достаточно много.

Но я думаю сейчас о том, что каждая технология должна быть завершенной, чтобы человек с ее помощью мог полностью вылечиться от болезни. Пока такие технологии, кроме дыхания, я еще нарабатываю. Я их собираю и думаю, что со временем они будут опубликованы, и люди смогут спокойно их получить. Меня смущает несколько тот факт, что уже есть технологии омоложения организма. Человек приходит ко мне в 70 лет. Потом лет через 5 становится на вид лет 65. Возникают чисто философские и другие проблемы. Но я думаю, что в условиях падения численности населения в нашей стране такие примеры носят положительный оттенок. Эти люди лучше воспитают своих потомков, тех, с которыми они живут, и у нас появится молодое здоровое поколение.

Сегодня идет процесс деградации здоровья населения. Он выражается в том, что в каждом последующем поколении рождаются менее здоровые люди. А началось это в 60—70 годы, и чем дальше, тем более этот процесс выражен, так как в атмосфере накапливается углекислый газ, который сегодня является главным средством поражения подрастающего поколения. В чем это выражается? В том, что по здоровью дети слабее отцов, а внуки еще слабее. Сегодня, на кого я ни посмотрю из своих близких знакомых, у них всех дети слабее родителей по здоровью.

Земля вошла в эпоху деградации. Моя задача — убедиться на статистических данных, обосновать это мнение и оповестить мировую общественность о том, что происходит. Эти данные мы представим в Государственную думу, правительству и другим странам. И открытие этого феномена вредного воздействия углекислого газа на здоровье человека произошло благодаря созданной теории эндогенного дыхания. Если бы не было такой теории — это было бы невозможно.

- *В последнее время часто рекламируется люстра Чижевского. В принципе там также говорится о лечении тех же болезней и механизм воздействия на человеческий организм похожий, тоже подавление агрессивных радикалов. Что вы можете сказать по этому поводу?*

Меня часто спрашивают, что такое люстра Чижевского? Вот представьте, что она может дать? Допустим, она дает 10 в четвертой степени отрицательных ионов в кубическом сантиметре. Когда посчитаем, сколько ионов человек может получить за два часа, получается десять в девятой степени отрицательных ионов. Много это или мало? Ну, если сравнить это с нашим дыханием, то человек на нашем аппарате получает такое количество отрицательных ионов за пять секунд.

Но проблема не только в этом. Мне неудобно об этом говорить, но пока не созданы устройства такого типа, которые не вырабатывали бы озон. А озон разрушает легкие. Поэтому, когда мы дышим под такой люстрой, сколько мы теряем альвеол? Никто сегодня не знает. Но я знаю, что если человек теряет альвеолы, то они не восполняются, и люди переходят на режим ускоренного старения. При потере легочных тканей возникает такой режим.

Я когда ввел прием перекиси водорода, то посчитал, что эффективность перекиси по сравнению с люстрой Чижевского на десять порядков выше. Поэтому, если хотите, принимайте перекись водорода.

- *Ваше любимое занятие в свободное время?*

Я вошел в систему куба. Это шесть стенок, из которых не так просто выйти. Для меня хобби — работа. Когда я из этой системы выйду — не знаю. Цель моя — дать человеку такую технологию, чтобы он вылечился от чего угодно. Это цель нехорошая, может быть, с точки зрения логики, но сегодня я уже этого достиг. Сейчас проблема не во мне. Проблема, как человек занимается. То есть практически проблемы нет. Будешь работать — получишь результат. Только занимайся правильно, занимайся по моей инструкции. Дыши, как тебе рекомендуется, не фантазируй. Потому что если фантазируешь, то себе навредишь. У меня масса таких случаев. Вот сейчас я достиг, что с прибором все нормально, с дыханием — тоже. Теперь вот ищу возможность дать любому человеку технологию. Хочешь, старик, стать молодым? Пожалуйста, ты можешь стать молодым! И я уже сегодня к этому подхожу. Я нахожу такие способы. У тебя позвоночник плохой? Будет нормальный позвоночник! У тебя артрит? Уйдет артрит! У тебя зрение плохое? Катаракта? Будет постепенно уходить катаракта. И так далее. Такая вот схема. У меня не бывает таких проблем с пришедшими на прием людьми, которые поставили бы меня в затруднительное положение. И сейчас у меня такая задача — дать человеку такое оборудование, чтобы он мог быть счастливым в преклонном возрасте.

- *Владимир Федорович, вот сейчас физики, в частности, академик Акимов, большое внимание уделяют развитию науки о торсионных полях, создали уже приемники и генераторы торсионных полей. То есть я знаю, что в Москве, в лаборатории иерархических технологий, разработаны такие приборы, как «Осьминог», «Бриз», которые путем восполнения необходимых частот биологического поля человека позволяют лечить различные заболевания. Как вы относитесь к этим методам?*

Дело в том, что все эти системы рассчитаны для так называемой информационной медицины. Когда я говорю об информационной медицине, то всегда обращаю внимание на то, что есть главная госпожа всего — это энергетика. Вот сейчас энергетики не станет — и Москва через пять месяцев превратится в вонючее болото. Канализация остановится, водоснабжения не будет, и город погибнет. Так и в организме работает энергетика. Аналогично функционирует и информационная система. Даже сама ДНК, то, что находится в ядре, оно без энергетики работать не будет. И вот мы вносим маленькое поле и думаем, как раньше думал Павлов, что вот сейчас мозг все сделает и тело заработает. К сожалению, это колоссальное заблуждение. У меня есть знакомый ученый — академик Атаев, который работает на одном из высших уровней энергетики. Он сказал: «Да, я попробовал измерить прирост энергетики у различных систем. Ввожу одну — прирост два процента, ввожу другую — два процента, а вашу попробовал — прирост 15%!» То есть совершенно другой уровень. Поэтому энергетическая система может действовать в условиях, когда организм нормальный. Когда мне говорят о системе управления, я привожу такой простой пример: вот возьмите тепловую станцию. У нее работают котлоагрегаты, паровые турбины, и вот она уже плохо функционирует, потому что трубы забиваются накипью и ухудшается работа оборудования, в общем, все износилось. И вот вы хотите поставить в эту систему новый компьютер, чтобы она заработала. Да это бесполезно. Ну, поставьте управляющее оборудование, станция сама ведь не работает. Вот так и наш организм. Это сложнейшая система. Только одних сосудов у нас сколько! И мы думаем, что так просто решим все вопросы? Это одна сторона проблемы. А вторая сторона, когда мы вводим какие-то энергетические поля. Есть сегодня такие уста-новки. Там есть такие опасности, что перебрал чуть-чуть — и отрицательный результат. Поэтому многие вещи, которые называются «вещь в себе», они тоже пока не позволительны. Поэтому, когда меня спрашивают об информационной медицине, я говорю, что сама по себе она неплохая и что-то там можно сделать, но если у вас реально не работают сосуды, плохое сердце или еще что-то, то эта медицина не поможет. Она помогает на каком-то небольшом уровне. По крайней мере, если бы помогала, мы бы сегодня имели такие примеры. Пока мы их не видим.

Наш земляк, ростовчанин, доктор медицинских наук Михаил Иванович Фомин, который сейчас работает в Университете дружбы народов, в Москве, разработал интегральную медицину. С ее помощью болезни лечатся нетрадиционными методами оригинальными приборами, которые он сам сконструировал, так как в свое время закончил Новочеркасское военное училище связи и является инженером-электронщиком. К таким приборам относятся: молекулярно-клеточный стимулятор, который давит агрессивные радикалы; «бароциклон», который лечит склерозирование сосудов; стол свободной тракции, нормализующий функции позвоночника, и т.д. Я обратил внимание на тот факт, что вы оба являетесь академиками одной международной академии, но не заметил в работах ни одного, ни другого ссылок на труды друг друга. Это что? Работаете параллельно над одними проблемами, но не знаете друг о друге или что-то другое?

Дело в том, что у нас все «давят» свободные радикалы, а специалисты геронтологи говорят, что это все, чтобы отвлечь у человека внимание и заставить его платить деньги. Если спросить у изобретателя подобного прибора, какая мощность у такого аппарата, и он говорит, что она равна десятой доле ватта, то поймите, я беру свой прибор и подношу его к губам, и у меня сразу пошло 300 ватт. Триста ватт! Чувствуете разницу? А десятой долей ватта можно управлять клетками, но если эти клетки получают много энергии. А в нашем организме какая зависимость от энергетики? Там, где капилляры проходят, возле них еще клетки худо-бедно получают энергию, а остальные свыше 90% клеток находятся в энергодефиците. Это зоны индифферентности. Что вы там сможете сделать? Я когда наше дыхание освоил, понял, какие потребности организма. Когда дышишь на приборе 40 минут, все клетки заряжаются, мембраны митохондрий находятся на высоком уровне, все уровни АТФ заполняют уровни энергетики — это можно получить на нашем приборе за 40 минут дыхания. А у нас сегодня есть люди, которые дышат в 10 раз больше. Кажется, что организм ненасытен в потребности энергии. Поэтому все существующие приборы дают незначительный эффект. Сегодня мы можем использовать любую информационную медицину только таким способом: убрали легкие, потому что пока мы дышим, мы поражаем сосуды, и вводим в организм систему подачи электронов мощностью разряда полкиловатта и поглощаем эти электроны. Тогда что-то это могло бы дать. К сожалению, я с собой не могу таскать такой источник энергии. Выход мог бы быть, если бы я нашел способ извлекать энергию из вакуума. Правда, есть отдельные люди, которые могут это делать. Это так называемые целители, или экстрасенсы. Но вот я учил их своему дыханию, потому что то, что они имеют, — опять паллиатив. Поэтому, если бы я нашел что-то более эффективное, я бы выбросил свой прибор и занимался этим. Но сегодня этот прибор позволяет все, и альтернативы ему пока нет.

Практика применения тренажера Фролова показала, что устранение энергодефицита клеток в результате дыхания на нем приводит к быстрому восстановлению здоровья после стрессов, инфекций, устраняет синдром хронической усталости, препятствует развитию хронических заболеваний и преждевременному старению.

Широкое внедрение технологии эндогенного дыхания позволит сэкономить миллионы бюджетных рублей, направив их с неблагодарного дела лечения и профилактики болезней на благородное дело развития науки, культуры и образования.

Непросто идет признание новой технологии здоровья и долголетия и в нашем городе. И хотя уже сотни ростовчан вдохнули аромат здоровья, многие тысячи даже не подозревают о наличии такой возможности.

Беседа вторая

• *Владимир Федорович, что нового появилось в теории эндогенного дыхания и технологии его применения за год, истекший с момента нашей предыдущей встречи?*

Я хотел бы подвести итог тому, что произошло за это время. В целом, он таков: современная медицина пытается лечить человека, убрав его болезни. Т. е. устранив одну, вторую и т.д. и не меняя при этом совершенно организм и его физиологию. Эти попытки безуспешны, потому что уже сегодня мы видим, что это невозможно. 90% населения земного шара больны теми или иными болезнями, дети рождаются уже больными, и с каждым днем планета приближается к состоянию, когда здоровых людей просто не будет на ней. Человек сейчас находится в отрицательной динамике, когда с каждым годом здоровье его ухудшается. Сегодня мы ищем причины заболеваний в окружающей среде, в экологии, но главная причина их связана с нашим организмом. И это все должны понимать. В первую очередь нужно понять, в чем именно преимущество нашей технологии перед всеми ей предшествующими. Здесь я иду с исходных позиций. Прежде всего существуют базовые недостатки человеческого организма, которые являются основными причинами наших бед, и все остальное определяется ими.

Первый недостаток — непрерывное поражение сосудов. Оно происходит у каждого из нас.

Второй недостаток организма — это нехватка энергоресурсов. То есть в организме не хватает кислорода в тканях и не хватает энергетики.

Вот эти два базовых недостатка, которые сегодня существуют у человека, они непреодолимы методами медицины. Как оценить их и от чего они зависят? Степень выраженности недостатков определяется состоянием нашей дыхательной системы и ее функционированием. Например, человек имеет большие легкие, т. е. большую жизненную емкость легких /ЖЕЛ/. Обычно мы относим ее к весу человека. Если она имеет соотношение 100 мл легких на один килограмм веса — этот человек может спокойно прожить до 100 лет. Если это соотношение 40—45 мл на килограмм — это короткая жизнь. В системе дыхания одним из первых приоритетов является объем легких, но не меньшее значение играет вид дыхания. Лучший вариант для долгой жизни возникает, когда человек имеет большие легкие и брюшное дыхание. Имея такое сочетание, получаем совершенно другие параметры недостатков человеческого организма. Если у человека большие легкие, но при этом его дыхание грудное, то он тоже рискует заболеть. А наиболее подвержены заболеваниям люди, имеющие маленькие легкие. Им, как правило, не хватает дыхания, и они вследствие этого дышат грудью.

Итак, степенью выраженности наших недостатков являются параметры и вид дыхания. Если у человека легкие большие и брюшное дыхание, то поражение сосудов идет очень медленно. Аорта начинает поражаться в 40 лет, сердце — в 50 лет, мозг — в 60, и такой человек спокойно доживает до 100 лет. Некоторые люди, прожив с таким дыханием 60—70 лет, практически не имеют болезней. У них очень мощная энергетика, а поэтому их организм достаточно хорошо обеспечен энергоресурсами, имеет неплохую иммунную систему и хороший обмен веществ. Такой человек создан для долгой жизни. А вот люди с маленькими легкими и грудным дыханием имеют тенденцию к поражению сосудов. Скажем, аорта у них начинает поражаться уже в два года. Родился ребенок, и начинается поражение. В 30 лет она у такого человека чуть ли уже не разрушается. Сердце начинает поражаться в 15 лет, мозг в 25 лет, и обычно такие люди живут не более 60—70 лет. Вот такая схема. То есть поражение сосудов у этих людей идет быстро и, кроме того, у них очень низкая энергетика. Скажем, по отношению к людям с хорошим дыханием, энергоресурсов, приходящихся на единицу массы тела, у такого человека примерно в 25—30 раз меньше. То есть, с одной стороны, у них быстро поражаются сосуды, а с другой — недостаток энергетики и кислорода в тканях. Поэтому у этих людей плохой иммунитет, плохой обмен и, соответственно, они склонны к заболеваниям. Самая главная проблема в том, что сегодняшняя медицина ничего не придумала, чтобы помочь человеку убрать поражение сосудов и дать ему энергоресурсы. Что сегодня требуется человеческому организму? Оказывается, ему нужны две вещи: убрать поражение сосудов и добавить энергоресурсов. Сколько нужно добавить? Человеку с хорошими параметрами дыхательной системы нужно добавить 20—30%, и он будет жить больше 100 лет. Человеку со средними параметрами дыхательной системы

(60 мл на 1 кг веса) нужно увеличить энергоресурсы в 7–8 раз. А человеку с маленькими ресурсами в 25–30 раз. Представляете?! Эта задача, на первый взгляд, кажется невыполнимой. Как это можно поднять энергоресурсы на такую величину? Но самое главное, что на земном шаре живет 90% людей, у которых дефицит энергоресурсов более чем 2–3-кратный, а примерно у 70% населения 7–8-кратный. Даже лучшие существующие сегодня системы, такие, как система антиоксидантов, совершенно эту проблему не решают, хотя порой люди тратят миллиарды долларов на всем земном шаре, принимая антиоксиданты. Это, как паллиатив, кому-то помогает, но проблема остается.

Вторая сторона вопроса. В медицине не существует средств, которые существенно могли бы поднять энергоресурсы. У обычных лекарств очень низкий уровень такого воздействия на организм человека. Самый высокий уровень имеют средства дыхательной гимнастики. Но существующие системы дыхания Бутейко, Стрельниковой, Стрелкова и другие могут поднять энергетику на 20–30%, максимум 40%. Больше не могут. Но среднему человеку нужно поднять энергетику организма сегодня в 7–8 раз. Медицина этого сделать не может.

А вот мы создали такую технологию, при которой сразу, как только начали дышать, поражение сосудов исключается и сразу поднимаются энергоресурсы организма. Наш прибор ТДИ-01 может поднять энергоресурсы на 500%. Не на 20–30%, как при других видах дыхания, а на 500%.

• *А за какой период времени это достигается?*

Сразу, как только начинаешь дышать. Если сравнивать йоговское дыхание и наше, то там повышение на 30%, а при нашем дыхании 500%. Это то, что можно получить на данный момент. Но по мере того, как человек дышит, время тренировок в течение дня все больше увеличивается, затем он осваивает эндогенное дыхание безаппаратное и постепенно поднимает энергоресурсы в 25—30 раз. Вот у меня изначально были маленькие энергоресурсы, и я был вынужден поднять их в 25—30 раз. Когда замеряли, удавалось поднимать даже больше. Человеку с большими легкими можно меньше поднимать энергоресурсы. Как только я убрал поражение сосудов и поднял энергетику выше необходимого уровня, наступило состояние, когда иммунная система находится на самом высоком уровне, выше любых лучших образцов, существующих сегодня на Земле. По-другому идет энергообмен, и мы получаем другой организм. Медицина пытается сегодня, не меняя организм человека, вылечить болезни. Но по мере старения, естественно, ресурсы организма уменьшаются, и усложняется возможность удержать его в хорошей форме. Наше дыхание приводит к тому, что мы человеку практически меняем организм. Меняем физиологию и все процессы. Даем ему более высокие энергоресурсы и убираем поражающие процессы. Это позволяет поднять иммунитет, улучшить энергообмен и обмен веществ. Мы делаем клетку постоянно размножающейся, воспроизводящейся, и человек может жить в таком состоянии очень долго. Вот идея нашего дыхания. Сегодня главное, к чему мы пришли — это сформирована технология дыхания, которая может послужить каждому человеку для обеспечения здоровья. Она сегодня состоит из трех уровней, так называемая пирамидальная система. На нижнем уровне находится дыхание. Оно является основой всего. Я дышу, повышаю свой иммунитет и улучшаю состояние здоровья. Но, к сожалению, люди сильно отличаются друг от друга. Поэтому иногда некоторым людям не хватает этого дыхания или требуется для него много времени. Поэтому я был вынужден добавить второй этап пирамиды. Это прием гидроперита. Такой прием представляет собой введение активных форм кислорода /АФК/ в организм. Мы можем его принимать, поскольку защита организма от свободных радикалов обеспечивается с помощью дыхания. Прием перекиси водорода — это введение свободных радикалов. В другой технологии это делать нельзя. Но в нашей технологии это возможно, когда мы вводим активные формы кислорода. В своей новой книге я написал об этом. Для чего нам нужны АФК? Чтобы обеспечить необходимые оздоровительные процессы. Как только мы вводим дополнительно АФК, то что получаем? Оказывается, без активных форм кислорода не проходит ни одна регуляция. Если этих форм достаточно, то выделяется до 200 видов новых ферментов, которых не было в организме. Поэтому совершенно по-другому усваиваются вещества. Усваивается кальций, железо, которое не усваивалось до этого. Возникает очень много веществ, которые вызывают в организме два важнейших процесса. С одной стороны, процесс воспаления зон поражения, а с другой стороны, поднимающий иммунную систему. Когда мы поднимаем иммунную систему и сразу обеспечиваем воспаление, мы создаем условия, чтобы в зоне очага полностью подавить инфекцию, восстановить капилляры, сосуды и ткани. Гидроперит был введен, как способ повышения АФК, с тем, чтобы поднять иммунитет. Его принимают, как правило, после дыхания, вечером, когда у вас образовалось уже много АФК, а когда мы вводим на этот уровень, из него еще больше ионизируется активных форм кислорода. Без дыхания такого эффекта не получишь. Мы вводим гидроперит тогда, когда иммунная система находится на высоком уровне, лучший вариант — на ночь, и получаем очень сильный эффект добавки для целей лечения и оздоровления. Еще одна причина введения приема гидроперита — это то, что ЭД действует через кровь. Там, где капилляров много, получается наивысший эффект. Вот сердце имеет 2000 капилляров на кв. мм. Быстрее всего лечится сердце. Почки — 2600 капилляров на кв. мм. Быстро восстанавливаются почки. Мозг тоже — 2600 — и быстро восстанавливается. Нижние конечности лечатся быстро. А вот некоторые органы: поджелудочная железа и особенно печень, которая обеспечивается энергетически выжатой возвратной кровью — реабилитируется медленно. В ней артериальной крови 20%. В печени почти нет энергетики, так как очень плохое снабжение кровью. Поэтому, когда мы вводим гидроперит, все, что у нас всасывается, вся эта масса, наполненная кислородом, поступает в печень и дает возможность сегодня вылечить печеночные болезни, такие, как цирроз печени, рак и т.д. Раньше это было сложно сделать, поэтому я ввел специально прием гидроперита. Есть способы введения его в кровь через вены. Но способ, когда мы принимаем его внутрь, более интересный. Когда мы принимаем перекись водорода, весь желудочно-кишечный тракт, который сегодня страдает от кандидоза и многих процессов, от дисбактериоза, желудочно-кишечный тракт тоже быстро восстанавливается, поскольку идет процесс всасывания в клетки, и они сразу начинают восстанавливаться. Поэтому этот способ более интересный, а самое главное, что мы помогли людям со слабой энергетикой. Это второй этаж пирамиды. На третьем этаже мы ввели перекись с зеленым чаем, спиртовой вытяжкой чеснока, шиповником. Оказывается, если мы принимаем перекись водорода с водой, то получаем один эффект, а когда вводим еще прием фитопрепаратов, то усиливаем иммунитет. Сегодня уже достоверно известно, что когда добавляем чай, иммунитет поднимается, но не очень высоко, а когда добавляем чесночную настойку или шиповник, то получаем добавочный эффект, усиливающий иммунитет. Вот эта пирамида сегодня является универсальной и позволяет людям лечить заболевания.

- *А чесночная настойка — это что имеется в виду?*

Когда меня об этом спрашивают, я отвечаю: вы можете съесть тонну чеснока, но вы не получите такого эффекта, когда в нашей системе из 1 кг чеснока делаете настойку. Рецепт дан в новой инструкции к дыхательному тренажеру Фролова (ТДИ-01), в старой инструкции его не было, и вы принимаете его в нашей системе и при этом от 1 кг чеснока получите больший эффект, чем от тонны съеденного.

Сегодня мы создали такую пирамиду, которая является доступной любому человеку и он может заниматься лечением всех болезней. Если в организме чего-то не хватает и есть какая-то проблема, связанная с тем, что нужно что-то добавить в него, то в эту систему можно добавить любые средства, которые существуют в официальной и других видах медицины. Действие этого средства в нашей системе усиливается. Когда мы говорим, что достигнуто, то подчеркиваем, что по большинству заболеваний, где-то 95% проблем медицины могут быть решены, если всерьез заняться нашей технологией в массе больных. Но нужно правильно ею заниматься. Сегодня в основном ею пользуются люди старшего поколения. А мы должны думать, чтобы этой технологией занимались дети, и она должна быть вынесена в учебные заведения. Но это уже второй вопрос.

- *Чем обеспечивается безопасность организма при приеме внутрь гидроперита?*

Если мы будем принимать концентрированный раствор гидроперита, то, естественно, можем поразить слизистые оболочки, поэтому те растворы, которые мы сегодня предлагаем, рассчитаны так, чтобы на 0,1 г гидроперита приходилось

50 мл жидкости. Эти растворы полностью проверены. В испытаниях участвовали несколько тысяч человек: порядка 10 тысяч. Были случаи, когда человек пытался принимать перекись водорода, не добавляя воду. Конечно, в таких случаях случались ожоги. Когда технология выполнялась, отрицательных результатов не было. Что касается точки зрения чистой теории. Когда мы принимаем гидроперит, то вводим в организм свободные радикалы. В обычных условиях при этом могут поражаться отдельные органы. В нашей системе, на фоне дыхания, мы имеем выгоду от такого приема АФК. И у нас полностью исключаются возможности поражения тканей. Поэтому те люди, которые принимают эти препараты, должны четко понимать, что гидроперит необходимо разводить жидкостью до того уровня, который нами рекомендуется. Если чувствуете, что на этом уровне чуточку першит в горле, всегда можете добавить жидкости в раствор, и проблема снимется. Норма, которая рекомендована, она практически подходит каждому человеку. Но особенно чувствительным людям, может быть, детям, можно немного разбавлять раствор.

- *Владимир Федорович, министр сельского хозяйства и продовольствия Ростовской области В.Н. Василенко неоднократно в своих интервью с горечью говорил о том, что сельские механизаторы не доживают до 60 лет. Многие доярки в 40 лет уже являются инвалидами, у них поражены суставы и сосуды. Болезни поражают не только простых селян, но и министров, и других высоких чиновников не минуют. Что бы вы рекомендовали жителям села для поддержания своего здоровья при отсутствии полноценного медицинского обслуживания и обследования в сельской глубинке?*

Я думаю, что сегодня даже если человек получит нормальную диагностику, будь то тракторист или доярка, к сожалению, нет средств, которые решат их проблемы. Например, облитерация нижних конечностей у мужчин, у женщин также сосуды закрываются. Но нет возможности помочь им средствами медицины, даже если медики и захотят это сделать, по причине отсутствия таковых. Единственное средство — это убрать их от трактора или коровы, чтобы они там не работали. Наша система тем и хороша, что позволяет полностью сохранить то кровеносное русло, которое имеется в организме. И не только сохранить, но и восстановить его. Сегодня уже существует технология «расстаривания». Это не омоложение, о котором много говорят, и слово уже затертое. Именно «расстаривание» организма. Сегодня каждая доярка, скотник, механизатор и другие люди тяжелого физического труда должны иметь дыхательный тренажер. И каждый день, придя с работы, пускай он потратит 15–20 минут перед сном на дыхательную тренировку. Со временем найдется возможность увеличить это время минут до 40. Я не говорю о том, что им всем нужно принимать гидроперит. Если доярка справляется с коровой, то у нее достаточно хорошее дыхание, и с помощью аппарата ТДИ-01 она сможет поддерживать хорошее здоровье. Лучше, чтобы все работники начинали это делать с молодых лет. Если девушка начала заниматься дыханием, сосуды у нее уже никогда не закроются, и она будет всегда здоровая. Но мы сегодня занимаемся в основном пенсионерами в возрасте 60-70 лет, и все они прекрасно решают любые проблемы. Давление нормализуется через 1-3 месяца, и человек выходит на нормальные цифры без всякого лекарства. Артриты прекрасно лечатся. Разные заболевания: ревматизмы, остеохондрозы — все они лечатся в нашей системе. И человек может обеспечить себе нормальную профилактику гораздо дешевле и не используя никаких лекарств.

Что касается облитерации нижних конечностей. У меня есть знакомый 70 лет, который страдает этой болезнью. Можно ли в таком возрасте улучшить состояние, я уже не говорю о том, чтобы вылечить эту болезнь?

Врач Алексей Владимирович Быков работает в Ярославском санатории и набирает группы по 21 человеку. Кто эти люди? Бывшие лекальщики, слесари, сварщики. Большую часть трудовой жизни они проводят на ногах. Все пенсионеры 60-70 лет и даже старше. У всех диагноз: облитерация нижних конечностей. Сколько они могут пройти? 40-50 метров, а некоторые и меньше, и ноги начинают болеть. Проходит месяц — им лучше и т.д. Вот набирает он группу — 21 человек, и через 5-6 месяцев все вылечиваются и ходят свободно. Сколько угодно. Все вылечиваются!

И вылечившись, они уже никогда не возвращаются в старую систему, потому что наша система — лучшая для здоровья! Как только человек начинает заниматься, у него сразу пошло тепло в ноги, в руки. Начинается самолечение.

- *Сегодня в поезде я ехал в одном купе с ученым-иммунологом, доктором медицинских наук, и у нас возникла некоторая полемика в части того, что в науке те год или два, когда человек перестал ощущать симптомы болезни, это чаще относится к стойкой ремиссии, а не к полному излечиванию. Может, и в приведенных вами случаях — это длительная стойкая ремиссия, а потом болезнь может возвратиться? Или есть подтвержденные факты, что на протяжении длительного времени болезни не возобновляются?*

Привожу пример. Вот мальчик с помощью ЭД вылечил псориаз за 5 месяцев. Причем продолжительность дыхания довел всего до 35 минут, а начинал с 15 минут. Он принимал гидроперит и зеленый чай и больше ничего. После этого прошло уже несколько месяцев, а у него нет ни одной бляшечки. Болезнь к нему уже никогда не вернется. Или давление. Например, 220/110. У меня пациентка поставила рекорд: через месяц она вышла на АД 125/80, а еще через месяц 120/80. Идея нашей системы в том, что мы не убираем симптомы болезни, а боремся с ее первопричиной. Если у человека давление повышено, значит, у него поражены сосуды. Они спазмируют и поднимают давление. Наша система очищает сосуды и убирает болезнь из организма. Другое дело, человек лечит радикулит дыханием. Боли прекращаются, и человек думает, что он вылечил болезнь. Но по мере наращивания времени дыхания иммунная система усиливается и находит какой-то непорядок в зоне корешков, какую-то патогенную зону. У него пошло новое воспаление. У меня самого радикулит воспалялся раз пять, а потом я забыл о нем. То же самое и с ногами. Я не мог на них ступить. Если мы занимаемся и дышим правильно, обратного пути к болезням нет!

- *Что касается болезней позвоночника. Попутчик-иммунолог сказал, что в нем могут быть трудно уничтожаемые вирусы. Бороться с ними можно только очень дорогими препаратами, которые не по карману подавляющему большинству людей. С помощью ЭД возможно уничтожение таких вирусов?*

Люди исходно значительно отличаются между собой по состоянию иммунной системы. Поэтому когда мы ведем разговор о таких сложных заболеваниях, которые связаны с наслоением, травмами, то должны понимать, что каждая пораженная зона заселяется патогенной флорой, которая потом подселяется еще и еще в мертвую ткань. Процесс расстаривания такой ткани очень сложный. Он определяется тем, что по мере того, как мы дышим, время дыхания нарастает и растет энергетика организма. Иммунная система зависит от ежедневного времени дыхания и от того, как мы принимаем гидроперит и используем питание. Пища забирает много энергии. Поэтому если мы будем дышать и есть перед сном, то все испортим. Когда мы скоординируем эти 3 элемента, то повысим статус иммунной системы. Что касается вопроса, достигнем ли мы уровня, чтобы исключить эту болезнь? Дело в том, что в зоне корешков в этом случае уже погибли капилляры. Поэтому питание корешковых нервов плохое, и пока мы не восстановим капилляры мышечной ткани, не снимем все спазмы, вызванные нехваткой кислорода, и не подадим кровь на позвоночник в эти пораженные зоны, а это процесс очень сложный, до тех пор мы проблему не решим. Поэтому, когда меня спрашивают, можно ли это вылечить, я говорю: в принципе сегодня 95% болезней мы вылечиваем. Приведу два уникальных случая из своей практики, которые медицина считает неизлечимыми. Женщина в Саратове имела проблемы в поясничной зоне позвоночника. По ней уже прошлись все мануальщики. Ничего не смогли сделать. Приехал московский профессор и семь часов делал ей операцию на позвоночных дисках. Она вроде бы начала ходить, а потом слегла. Лежит, а ногти начинают чернеть. В это время ее сын привозит ей тренажер ТДИ-01, и она начинает заниматься. И вот сейчас она уже бегает. Ее сын написал мне письмо об этом.

А недавно на выставке встретил одного мужчину, у которого был аналогичный процесс, и никто ему тогда не смог помочь, а теперь у него все в порядке. Так что даже такие случаи лечатся.

Тем не менее, когда имеются такие вирусы, такая патогенная флора, может, нужно принять уколы или еще что. Но это опять нужно делать на фоне эндогенного дыхания, когда человек уже подышал и поднял иммунитет. На этом фоне любое средство, которое сегодня имеется, доведет дело до конца. Но 95% людей обходятся без этого.

Раньше упор делался на масляно-спиртовую смесь. Сейчас акцент перенесен на гидроперит. Интересно узнать ваше мнение по этим способам лечения, исходя из накопленного опыта.

Рекомендации при лечении рака и других заболеваний, таких, как сердечно-сосудистые, бронхиальная астма, бронхиты, предусматривают 3 ступени. Дыхание, прием гидроперита и прием масляной эмульсии. Сегодня у нас, как приоритет — дыхание. Без него нельзя. Прием гидроперита поставлен на второе место. Почему на второе? Он оказался эффективней, и мы сегодня имеем случаи, когда дыхание и гидроперит могут быстрее вылечить рак, чем масло. Масло на третьем месте. Но оно остается. Ко мне приходит человек, а у него печень плохая. Я ему говорю, что сначала нужно вылечить печень, чтобы масло принимать. Или приходит ребенок, которому нельзя принимать спирт. Третьему вообще запрещено принимать спирт. Поэтому масло остается, но я рекомендую так: если человек здоровый, то, пожалуйста, принимай масло, а если есть проблемы, то масло можно применять, когда появится такая возможность. Но мы уже убедились, что достаточно дыхания и гидроперита — и рак сразу пошел на убыль. Но нужно помнить о следующем: само по себе масло требует много свободного белка, чтобы переработать его. На 60 г масла надо съедать 250—300 г мяса. Когда принимаешь такое количество масла и оно попадает в кровь, оно переносится липопротеидами, такими соединениями белка с маслом. Масло попадает в кровь. Печень не успевает перерабатывать его, и падает статус иммунной системы. У меня был случай, когда человек с помощью дыхания и гидроперита практически вылечил рак, а через 3 месяца звонит, что болезнь вернулась. Он начал, оказывается, принимать масло 3 раза в сутки и бросил дышать и принимать гидроперит. Поэтому принимать одно масло — это очень большой риск. Масло можно принимать только один раз перед дыханием в 11 часов вечера, если организм хорошо его переносит.

- *А рекомендация при освоении гипоксического режима, что надо принимать по 50 мл растительного масла для восполнения расхода сурфактанта в легких — она изменилась или осталась в силе?*

Такое количество масла (50 мл) человек должен принимать в течение суток с салатами, кашей или еще с чем-нибудь. Но при этом нужно смотреть, как организм переносит его. Может, кому-то 20 или 30, а кому-то и 40 г масла вполне достаточно. В новой книге я написал, что, в принципе, 30 г масла достаточно. Тут есть такая особенность. У кого сурфактанта мало, у того и усвоение масла хуже. Вот в чем проблема. Он его съест, а масло помешает нормальной работе иммунной системы. Избыток масла тоже вреден.

- *Владимир Федорович, вы прошли через туберкулез легких, который в настоящее время буквально стал бедствием для россиян. Что можно сделать при лечении этой болезни с помощью ЭД?*

Когда я болел туберкулезом, то еще не знал об эндогенном дыхании. Я вспоминаю до сих пор, как я лежу в палате, меня проверяют, через месяц у меня динамика, инфильтрат. А другого человека проверяют, у него никакой динамики нет. Оказывается, мы все разные. И во многом все определяется иммунной системой. Наша система — это лучшая на сегодня система лечения туберкулеза. Мы его теперь можем лечить в 2–3 раза быстрее. И при этом даже рубцы не должны появиться. Типичное лечение кончается тем, что образуются рубцы, в которых через 10–15 лет возможно образование рака. Это мертвая зона, а рак возникает из мертвых зон и мертвых сосудов. Сегодня на низком уровне иммунной системы и притом, что антибиотики уже не так воздействуют на болезнь, не принимать нашу технологию — это быть преступником по отношению к себе. Раньше лечили туберкулез поднятием иммунитета. Поднялся иммунитет, туберкулез будет лечиться. Сегодня лучше его лечить комплексно. Днем принимать необходимые лекарства, а на ночь обязательно дышать. Лечение пойдет очень быстро. Пройдет какое-то время — и через 2–3 месяца можно перейти полностью на лечение дыханием. Мы должны понимать, что палочка Коха все равно в организме остается, и с ней справляются не антибиотики, а иммунная система. А прием антибиотиков — это появление проблем с кишечником, желудком и т.д.

• *А курение при этом допустимо?*

Ко мне пришел пациент с облитерацией нижних конечностей. Проходит 40 м, больше не может. Спрашивает, можно ли курить? Я говорю, кури, только если ты будешь курить и дышать нормально, то мое дыхание все равно курение перебьет. Наступит время, когда ты почувствуешь, что курить тебе не захочется. Я не хотел бы, чтобы человек с самого начала попадал в стрессовую ситуацию, так как при этом выделяются другие гормоны, которые подавляют иммунитет. Поэтому пусть курит. В этом совершенно нет проблемы. При дыхании даже свободные радикалы, возникающие у курящих людей, могут принести какую-то пользу.

Сегодня молодежь должна вся дышать. Она сегодня ответственна за то, что должна рожать детей. И если они сами больные, то дети будут больные. Это каким нужно быть эгоистом, чтобы совершенно не думать о своем потомстве. Сегодня проблема в том, что уже наступает время, когда каждый ребенок рискует родиться с больным сердцем, слабоумием или астматиком. Родился и через месяц-два стал неизлечимым астматиком. Это будущий инвалид, иждивенец. Поэтому ответственность у молодежи за будущее своих детей должна быть большая. Наш опыт показывает, что у тех, кто сегодня дышит, рождаются здоровые дети. У меня три пациентки вылечили рак. Вот вторая из них, у которой одновременно были гепатит «Б», рак молочной железы и рак печени (гематома 70 × 80 мм). Эта девушка, которая все это вылечила эндогенным дыханием, несколько месяцев назад решила родить ребенка, но очень боится. Я ей объяснил, чтобы не боялась — и все у нее будет нормально. Только для этого нужно добавить дыхание и прием гидроперита. Она забеременела и недавно мне позвонила. Было уже месяцев 5. Проверили ребенка, и все нормально. Но я ей сказал, что у нее не хватает АФК, которые нужны ребенку до самого рождения, и она должна принимать гидроперит и дышать. И она дышит. Поэтому, если вылечился от туберкулеза с помощью нашей системы и продолжаешь дышать, ты можешь быть уверен, что этой болезнью больше никогда не заболеешь. А когда человек уверен, у него совсем по-другому все системы организма работают.

КАК НАУЧИТЬСЯ ПРАВИЛЬНО ДЫШАТЬ НА ДЫХАТЕЛЬНОМ ТРЕНАЖЕРЕ ФРОЛОВА

Этот вопрос неизбежно возникает перед каждым человеком, который выбрал методику эндогенного дыхания в качестве своего надежного помощника на пути к здоровью. Несколько лет назад я активно занимался популяризацией ЭД в Ростове и области. Однажды в Азове, когда я читал лекцию, слушатели меня попросили написать брошюру, которая могла бы в доступной форме донести до каждого человека, независимо от возраста и образования, основные правила правильного дыхания на ТДИ-01. Учитывая то обстоятельство, что методика эндогенного дыхания достаточно динамично менялась в последние несколько лет, становясь все эффективнее и проще, я выполнил эту просьбу своих земляков. Брошюра была написана и отвезена в Москву на рецензию моему учителю В.Ф. Фролову. Он сделал ряд ценных замечаний и уточнений, а также написал предисловие к ней. Привожу его дословно.

В брошюре С.Д. Дудниченко представлен обобщенный опыт применения дыхательного тренажера ТДИ-01 при лечении практически всех широко распространенных заболеваний. Методические рекомендации по дыханию соответствуют последним разработкам автора эндогенного дыхания. Справочно-методическое пособие рекомендуется для использования в практике применения дыхательного тренажера ТДИ-01 для обучения и освоения эндогенного дыхания.

В.Ф. Фролов,
автор эндогенного дыхания —
академик Международной академии
экологической реконструкции

Уважаемые читатели! Ничто человек не ценит так высоко, как здоровье, но чаще всего после того, как его потеряет. И сегодня перед вами открывается одна из самых волнующих человечество тайн — тайна приобретения, приумножения и совершенствования наилучшего здоровья. Вы вступаете в захватывающий воображение мир эндогенного дыхания и с этой минуты чувствуете себя людьми, защищенными от превратностей судьбы. Теперь ваше здоровье и ваше долголетие находятся в ваших руках.

Несмотря на свою молодость, эндогенное дыхание уже вошло в повседневную жизнь многих тысяч жителей нашей планеты, и не только россиян, наполнив ее новыми красками, позволив им вновь испытать радость физического и душевного здоровья.

Этот метод оздоровления, без преувеличения, можно назвать совершенным в научном плане и народным по доступности, простоте, эффективности, что, несомненно, делает честь его автору, замечательному человеку и ученому В.Ф. Фролову. Это ярко проявилось на 2-й Международной конференции «Метод эндогенного дыхания» в октябре 1999 г. в г. Новосибирске в докладах специалистов и выступлениях бывших больных.

Но новой технологии не уделяет должного внимания государство в лице официальной медицины. Поэтому, хотя технология за последние годы значительно изменилась и усовершенствовалась, тысячи людей пользуются устаревшей инструкцией по дыханию.

Данная инструкция на сегодняшний день в значительной мере восполняет этот пробел. В ней использованы последние методические разработки В.Ф. Фролова, опыт работы с тысячами пациентов в различных центрах эндогенного дыхания

России, обобщенный главным врачом медицинского центра компании «Динамика» г. Новосибирска С.Н. Зинатулиным, мой личный опыт работы консультантом по эндогенному дыханию, а также другие источники. В сжатой форме изложен материал по технологии лечения различных заболеваний с помощью ТДИ-01 (ИТИ) и эндогенного дыхания.

Она интересна для любого человека, желающего улучшить свое здоровье и качество жизни, а также может быть полезна для практического применения как инструкторам по эндогенному дыханию, так и больным. Желаю успехов и здоровья!

> *Одно только поколение правильно дышащих людей возродит человечество и сделает болезни столь редким явлением, что на них будут смотреть, как на нечто необыкновенное.*
>
> *Один из авторитетов йоги*

Синонимом жизни является дыхание. С первым вдохом человек появляется на Земле, с последним вздохом прерывается его земной путь. Древнее латинское изречение гласит: «Пока дышу — надеюсь». С открытием эндогенного дыхания оно приобрело не только иносказательный, но и прямой смысл. Пока человек занимается этой методикой, он вправе рассчитывать на победу над самым тяжелым недугом.

Дыхательный тренажер Фролова является универсальным средством для успешного лечения различных заболеваний. Методикой эндогенного дыхания предусматривается индивидуальный подход к каждому пациенту. Для этого перед первым занятием проводится тестирование начинающих дышать. Объективное тестирование получится только в том случае, если человек владеет диафрагмальным, т.е. брюшным вдохом. Поэтому необходимо перед тестированием научиться дышать диафрагмально.

Учимся диафрагмальному дыханию

Для этого необходимо сесть за стол или в кресло. Людям, не страдающим астмой или бронхитом, можно лечь на диван на спину, подложив под голову небольшую подушку или ничего не подкладывая. Ладонь правой руки положить чуть ниже пупка. Усилиями мышц живота (толчок вперед) наполнить живот воздухом в течение 1—2 сек., вдыхая его через нос из атмосферы. При этом следить, чтобы грудь не расширялась, плечи не поднимались. Вдыхайте столько, сколько позволяет движение живота вперед. Процесс контролируйте ладонью правой руки. После вдоха сделайте глубокий выдох. Усилиями мышц живот мягко поджимается. Если мышцы живота слабые, на первых занятиях помогайте ладонью правой руки выдавливать остатки воздуха из брюшной полости. Таким образом, в течение 1—2 недель можно освоить диафрагмальное дыхание. После этого допускается проведение тестирования человека, начинающего дышать на дыхательном тренажере ТДИ-01 (ИТИ).

Трудная глава

Такое название выбрано отнюдь не случайно. В одной из первых строк этой книги я заявил об одном из главных своих жизненных принципов — всегда говорить и писать правду. В нашей жизни это часто бывает сделать нелегко, не затронув чьи-либо интересы. Замечательный афоризм великого американского писателя-юмориста Марка Твена звучит так: «Когда вы говорите правду, вам не нужно ничего больше придумывать». А перефразировав знаменитое изречение величайшего философа древности, скажу так: «Компании «Динамика» я не враг, но истина дороже».

То, что в настоящее время творится в среде энтузиастов эндогенного дыхания, иначе, чем сумятицей в мозгах, не назовешь. Уже на протяжении нескольких лет существует дыхательный тренажер Фролова — ТДИ-01, к которому имеются две совершенно разные инструкции по дыханию. Автором одной из них является сам Владимир Фролов, а вторая создана специалистами компании «Динамика». Тысячи счастливых обладателей дыхательных тренажеров пребывают в недоумении, по какой из них дышать? Но с 2005 года вместо ясности в этом вопросе они получили еще более запутанную ситуацию. Появился новый усовершенствованный аппарат — ингалятор-тренажер индивидуальный ИТИ. Несмотря на товарную марку «Дыхательный тренажер Фролова», известный изобретатель в его разработке, насколько я знаю из личной беседы с ним, участия не принимал. Но оттого, что разошлись дороги компании «Динамика» и В.Ф. Фролова, не должны страдать тысячи людей, которые жаждут избавиться от болезней и восстановить свое здоровье.

Если вы внимательно прочли одну из моих бесед с Владимиром Федоровичем, то обратили внимание на его фразу, что техника дыхания на ТДИ-01 полностью отработана, и осталось разработать методики лечения конкретных болезней. Насколько мне известно, Фролов не собирался как-то изменять конструкцию своего аппарата, считая его достаточно удобным и эффективным. Десятки тысяч людей, освоивших с помощью ТДИ-01 эндогенное дыхание и избавившихся от многих неизлечимых болезней, в том числе и автор этих строк, с удовольствием подпишутся под этим утверждением.

Но новым людям, пожелавшим воспользоваться этой технологией дыхания, уже не доведется дышать на добром старом ТДИ-01. Компанией «Динамика» он заменен на усовершенствованный ИТИ, созданный многолетним трудом ученых этой фирмы. К сожалению, прилагаемая к аппарату инструкция довольно невнятна и не позволяет использовать все преимущества разработанной В.Ф. Фроловым технологии.

Для устранения в какой-то степени этого недостатка появилась книга из серии «Медицина третьего тысячелетия» — «Дыши правильно — живи хорошо». Ее авторами являются С.Н. Зинатулин и Н.И. Цирельников. Зная и глубоко уважая этих больших специалистов, все же должен заметить, что в этой работе напрочь отсутствуют имя такого человека, как В.Ф. Фролов, как и введенный им термин — «эндогенное дыхание». Это не может не вызывать недоумение у тысяч поклонников ЭД.

Вторым интересным моментом является возврат к старой технологии дыхания, от которой сам Фролов отказался несколько лет назад, считая вредной для здоровья. Речь идет о вдохе ртом. Когда в 2001 г. я привез свою методичку по дыханию на рецензию к автору эндогенного дыхания, он решительно вычеркнул из нее этот способ дыхания на ТДИ-01, оставив только вариант технологии: вдох носом, выдох — ртом, через аппарат.

Но не будем забывать, что предлагаемую сегодня компанией «Динамика» технику дыхания на ИТИ отрабатывали такие опытные врачи, как С.Н. Зинатулин и Н.И. Цирельников, которые на первое место тоже ставили все-таки безопасность пациентов. В их порядочности и высокой квалификации вряд ли можно усомниться. Проблема здесь в другом. Несмотря на огромный интерес, который книга «Дыши правильно — живи хорошо» вызывает у специалистов и подготовленных к дыханию людей, для подавляющей массы потребителей аппаратов ИТИ она сложна и непонятна.

Человек хочет быстро научиться дышать на дыхательном тренажере и получить ожидаемый эффект. Но, утонув в специальных терминах и методике, которая построена наоборот по отношению к фроловской, от безаппаратного дыхания к аппаратному, вообще теряет всякую ориентацию.

Поэтому, по многочисленным просьбам эндогенников, вношу необходимые изменения в свою книгу. Искренне признателен своим читателям, которые в своих откликах отметили простоту и доступность материала, изложенного в моей предыдущей книге «По пути Фролова и Норбекова к здоровью и молодости».

Чтобы не было путаницы у владельцев ТДИ-01 и ИТИ, я разъединю методики дыхания на этих аппаратах. Для ТДИ-01 базовой станет технология В.Ф. Фролова, но я приведу в полном объеме и прежнюю методику дыхания, от которой врачи медицинского центра компании «Динамика», в отличие от В.Ф. Фролова, никогда не отказывались. Для ИТИ упор будет сделан на методику, разработанную С.Н. Зинатулиным и Н.И. Цирельниковым, но с более понятным читателю построением. Кроме того, я дам необходимые пояснения для желающих освоить эндогенное дыхание по методике Фролова на аппаратах ИТИ. Читатели будут вправе сами выбрать удобную для себя методику. Но, исходя из собственного опыта, я бы посоветовал применять их комбинированно. Например, при утреннем дыхании — одну, а при дневном или вечернем взять за основу другую. В этом случае вам представится возможность, не вмешиваясь в научные споры, испробовать на себе все положительные качества обеих методик.

ТРЕНАЖЕР ТДИ-01

ИНСТРУКЦИЯ 1

А теперь проведем тестирование

Цель тестирования — опробовать свое дыхание и определить исходную продолжительность дыхательного акта (ИПДА), а также свой будущий график дыхания. Кроме тренажера, к тестированию необходимо подготовить часы с секундной стрелкой (желательно с крупным циферблатом, чтобы не напрягаться) или секундомер и разовый шприц емкостью 10 мл или мерный стакан. В стакан тренажера налейте шприцем 9,5 мл чистой воды и соберите тренажер согласно инструкции. Обратите внимание, чтобы внутренняя камера плотно «села» на дно стакана. Для этого трубка продевается в отверстие на крышке на 1,5—2 см, надевается на горловину внутренней камеры, а затем пальцами обеих рук крышка плотно надевается на внешний стакан тренажера. Тренажер собран.

Место тестирования. За столом. Полным людям рекомендуется устраиваться в высоком кресле. Поза должна обеспечивать полное расслабление, грудь и плечи должны быть опущены, живот свободен, не сжат. Локти рук должны иметь твердую опору. Прибор находится в вертикальном положении и так, чтобы мундштук трубки свободно входил в рот за губы, но не за зубы. Зубы не стискивать.

Вдох быстрый, активный, но не резкий за 1—2 секунды за счет энергичного движения (усилиями мышц) живота вперед осуществляется только через нос из атмосферы. Вдыхайте столько, сколько позволяет движение живота вперед. Грудь и плечи не приподнимаются. Грудная клетка не расширяется. За вдохом без задержки и паузы следует выдох.

Выдох осуществляется через рот и тренажер. (Дыхательная трубка находится во рту.) Медленно, экономно, непрерывно выдавливайте воздух через тренажер. Контролируйте мягкое, нежное, ровное пробулькивание воды. Внимание на живот переключается только в самом конце выдоха, как только появилось ощущение нехватки воздуха. Усилиями мышц живот мягко поджимается в течение 2—4 секунд, втягивается до упора, выталкивая остатки воздуха, и далее следует новый вдох.

Приступаем к определению основного параметра при тестировании — исходной продолжительности дыхательного акта (ИПДА). Она определяется каждым человеком индивидуально. Для этого производится вдох и медленный непрерывный выдох согласно изложенной выше методике, который контролируется по секундомеру. И так в течение 3—4 раз. Наименьшая продолжительность дыхательного акта берется за исходную величину (ИПДА). (Вдох + выдох) Продолжительность времени от начала вдоха до конца выдоха.

К примеру: дыхательный акт был 12 сек., 11 сек., 10 сек., 11 сек. Следовательно, предварительная исходная продолжительность вашего дыхательного акта (ИПДА) равна 10 сек. Вы осуществляете дыхание на предельном режиме. Если в течение 5 минут дыхание при ИПДА 10 сек. свободное, то повторяете пробу с ИПДА, равной 12 сек. и т. д. Если, например, на ИПДА 12 сек. дышите 5 минут свободно, а на ИПДА 14 сек. дыхание очень затруднено, вплоть до одышки, и вы не можете комфортно продышать 5 минут, то, следовательно, ваша окончательная ИПДА равна 12 сек.

Тогда вы берете лист бумаги и авторучку и чертите таблицу из 3 граф.

Дата	Продолжительность занятия, мин.	Продолжительность дыхательного акта, сек.
10.07.	5–7	12 (ИПДА)

В первую графу запишите дату начала ваших занятий. Во вторую — продолжительность первого занятия — 5–7 мин. В третью графу записывается исходная продолжительность дыхательного акта в сек. (ИПДА). Таким образом, в результате тестирования вы определили график первого занятия. Продолжительность занятия — 5–7 минут; продолжительность дыхательного акта — 12 сек. От величины ИПДА зависит график вашего дальнейшего дыхания. Объем заливаемой в тренажер воды — 9,5 мл.

При заболеваниях сердечно-сосудистой системы, органов дыхания, головного мозга, при бронхиальной астме, хроническом бронхите, гипертонии, гипотонии, головных болях, астенических состояниях, общей слабости объем заливаемой воды не должен превышать 9 мл. Для детей до 6 лет — 9 мл.

При появлении в период дыхания устойчивых *неприятных ощущений в голове или сердце, при повышении артериального давления после дыхания, а также при затрудненном выдохе следует снизить объем воды на 1—2 мл.* По мере тренированности (через 3—4 недели) объем воды восстанавливается до исходного значения.

(!) **Запрещается превышать установленный объем воды.**

Главными элементами дыхания являются экономный ненапряженный и по возможности продолжительный выдох с активным в заключительной стадии поджатием живота (2—4 сек.) и энергичный, быстрый (1—2 сек.) брюшной вдох. Техника и продолжительность вдоха и фазы поджатия живота при выдохе в течение всего курса дыхания не меняются. **Выдох** *по мере освоения дыхания постепенно* **удлиняется.**

(!) **ПРЕДУПРЕЖДЕНИЕ!** Во избежание неконтролируемого повышения сопротивления дыханию тщательно прочищайте отверстия донной насадки и меняйте воду через каждые 25—30 минут дыхания.

С целью повышения энергетического потенциала рекомендуется в повседневной жизни дышать на «одну треть». Дышите через нос. Вдохнув в «полный живот», расслабьте его, что приведет к повышению давления в легких. При ощущении нехватки воздуха осуществляется короткий выдох примерно «на одну треть» легочного объема и сразу следует активный вдох «на полный живот». Дышите так на ходу, в трамвае, в автобусе, в период отдыха, и вы быстрее освоите новое дыхание.

Для улучшения производства в организме легочного сурфактанта следует ежедневно употреблять 30—50 г нерафинированного растительного масла (можно льняного) и один яичный желток. Людям, которым яичный желток противопоказан, принимать лецитин или продукты, его содержащие: печень, мозги, семена подсолнечника, зародыши пшеницы. Признаками сурфактантной недостаточности являются слабость, скачки артериального давления, бессонница, беспокойство. Правильное применение методики дыхания исключает рецидив.

Авторские методические рекомендации по обучению дыханию на тренажере ТДИ-01 (В.Ф. Фролова) в дополнение к инструкции Минздрава РФ 2000 г.

Общие сведения. Рекомендации разработаны автором тренажера ТДИ-01 Фроловым В.Ф. по результатам массового применения ТДИ-01 в 1998—2000 гг. Необходимость таких рекомендаций обуславливается специфичностью контингента, главным образом востребовавшего тренажер. Прежде всего это ослабленные, хронически больные, пожилые люди и дети с заболеваниями сердечно-сосудистой, нервной и дыхательной систем, гипертонией, бронхиальной астмой, хроническим бронхитом, после инфаркта, инсульта, где требуется особая осторожность, индивидуальный подход и практически безнагрузочные для организма режимы дыхания. Такие режимы разработаны и проверены автором в процессе многолетних наблюдений. Они подобраны в зависимости от состояния здоровья, исключают неблагоприятное воздействие на организм и надежно обеспечивают полезный результат. По отношению к действующей инструкции это более мягкие режимы, максимально приближенные по нагрузке на организм к дыханию в состоянии покоя.

Таким образом, использование авторских методических рекомендаций позволит каждому человеку успешно освоить дыхание на ТДИ-01 и быстрее получить полезный результат.

Рекомендации рассчитаны в основном на самостоятельное обучение дыханию. По специальным вопросам следует обратиться к врачу.

Полезный эффект дыхания на организм обеспечивается в результате поддержания в легких оптимального избыточного давления и умеренной гипоксии (пониженного содержания кислорода) за счет точной дозировки объема воды в тренажере, увеличения продолжительности дыхательного акта и времени дыхания.

Тренажер действует на организм, как уникальный энергетический генератор: на порядок возрастает доля активно работающих клеток; одновременно резко снижается уровень окислительных процессов, поражающих ткани. В результате приобретается эффективный обмен и высокоактивная иммунная система, а также осуществляется удивительное по результатам восстановление кровеносных сосудов и тканей, т.е. «расстаривание» организма.

Механизм, запускаемый дыханием, реализуется через кровь (эритроциты) и распространяется на весь организм. Поэтому тренажер является эффективным и универсальным средством лечения и реального омоложения. Это подтверждено при лечении многих заболеваний, в том числе считающихся неизлечимыми. Прежде всего таких, как бронхиальная астма, хронический бронхит, стенокардия, гипертония, головные боли, мигрень, диабет, аллергия, псориаз, простатит, пародонтоз, бесплодие, остеохондроз, артрит, бессонница, ожирение, дистрофия, психические заболевания, рассеянный склероз, аутоиммунные болезни, новообразования (опухоли, полипы, кисты) и др. Рядовыми в практике нового дыхания становятся факты успешной реабилитации после инфаркта, инсульта и при показаниях к шунтированию сосудов или ангиопластике. С помощью тренажера осваивается **эндогенное дыхание (ЭД)** — гарант здоровья, молодости, долголетия.

Метод и параметры дыхания научно обоснованы и запатентованы. Технологией предусматривается последовательное освоение **гипоксического** и **эндогенного** режимов дыхания. Эндогенный режим разбивается на два этапа: **эндогенный аппаратный** и **эндогенный безаппаратный** режимы. Длительность гипоксического режима в процессе освоения составляет от одного до двух месяцев, в зависимости от результатов тестирования. Освоение аппаратного эндогенного режима проходит в течение от нескольких месяцев до года и более, в зависимости от физиологических особенностей организма и других факторов. После перехода на эндогенный безаппаратный режим время освоения полного круглосуточного эндогенного дыхания может составлять от трех до шести лет.

(!) **Внимание!** Для обеспечения успеха необходимо строго соблюдать параметры и режим дыхания.

Организация занятий по дыханию в гипоксическом режиме

Приступать к освоению гипоксического режима дыхания можно только людям, обучившимся диафрагмальному дыханию согласно приведенной выше методике. Перед первым занятием проводится тестирование с целью определения ИПДА.

В зависимости от состояния здоровья пациента в тренажер заливается необходимый объем воды шприцем. Он определяется так: больные люди — 9 мл, здоровые — 9,5 мл, спортсмены — 10 мл. Требование к заливаемой в тренажер воде: она должна быть чистой, питьевой, комнатной температуры.

Можно заниматься в любое время суток, но наиболее эффективное для занятий дыханием время в период с 21 до 23 часов. Полезный результат от дыхания вечером в 2—4 раза выше, чем утром или днем.

Занятие проводится натощак. Период времени между легким ужином и началом занятий на тренажере составляет 3—4 часа. После дыхания принимать пищу запрещается. Желательно сразу ложиться спать. Допускается выпить стакан отвара плодов шиповника или трав, но без сладостей.

Во время тестирования вы научились правильно делать вдох и выдох и определили свою исходную продолжительность дыхательного акта (ИПДА). Продолжительность первого занятия составляет 5—7 минут. Поэтому все это время вы, не вынимая трубки изо рта, должны продышать в режиме: вдох носом из атмосферы за 1—2 сек. и выдох, равный вашей ИПВ. И так все 5—7 минут занятия. Следите за секундомером, чтобы выдохи были по возможности одинаковыми. Если в последнюю секунду у вас остается излишек воздуха в легких, выпустите его более энергично. Соблюдайте правило 2 сек! После выдоха у вас в легких должен оставаться запас воздуха на 2 сек. (см. предупреждение ниже). Если во время тестирования вы правильно определили вашу ИПДА, занятие пройдет достаточно комфортно. Подберите такую продолжительность дыхательного акта (ПДА — время в секундах от начала одного вдоха до начала следующего), когда, ощущая нагрузку, вы способны дышать равномерно и без одышки более 5 минут. ИПДА подобрана правильно, если ее увеличение на 2 сек. переводит дыхание в режим с одышкой, то есть равномерное дыхание без остановки становится невозможным.

> **Внимание!** При правильном определении ПДА дыхание на тренажере не вызывает одышки. При дыхании на тренажере необходимо соблюдать правило двух секунд: рекомендуется дышать с ПДА на 2 сек. меньше предельной величины. Запрещается дышать на тренажере с предельной ПДА.

По величине ИПДА определяется оптимальный режим и график дыхания (табл. 1).

Таблица 1

ИПДА, сек.	до 6	7–12	13–16	более 16
Объём заливаемой воды, мл	9	9,5	9,5	10
Время дыхания, 2-й день, мин, в том числе, для детей до 8 лет, мин	10 6	12 8	15 10	18 12
Прирост времени дыхания на 1 минуту	через 2 дня			
Предельное время ежедневного дыхания, мин	ПДА + 15			

В первый день занятий после определения своей ИПДА целесообразно проверить ее истинность при дыхании с установленным объемом воды в течение 5–7 минут. Для первого занятия допускается на 5–10 минут превысить общее время дыхания. В последующем необходимо строго придерживаться рекомендаций табл. 1. По мере освоения дыхания продолжительность занятия увеличивается и постепенно доходит до 40 минут.

Прирост выдоха (увеличение ПДА на 1 сек.) будет обеспечиваться за счет раскрытия ваших легких в процессе дыхания на тренажере по мере готовности организма. Это становится возможным при свободном, без напряжения, дыхании в течение всего занятия и достигается через 2–5 и более занятий. С первых занятий научитесь точно выдерживать достигнутую ПДА. Независимо от величины ПДА время контролируется по часам от вдоха до вдоха. Не следует фиксировать время отдельных элементов дыхательного акта.

Регулирование ПДА осуществляется за счет предельной экономии выдоха в основной части дыхательного акта и при необходимости (чтобы уложиться во время) с ее наращиванием в заключительной части (в последней порции).

Этот процесс продолжается до полного раскрытия легких и остановится не ранее, чем вы достигнете рубежа 25 сек., и будет находиться в промежутке от 25 до 45 сек.

> **Внимание!** Если продолжительность вашей ИПДА **менее 15 секунд**, то **выдох делается непрерывно**, если 15 сек. и более, то необходимо переходить на **порционный выдох**.

Второй и последующие дни занятий. Например, в первый день вы определили, что ИПДА = 13 сек. 2-й день вы дышите 15 минут. Начинайте с ПДА=11 сек., т. е. на 2 сек. меньше возможного. Через 3—5 дыхательных (разминочных) актов вы выходите на ПДА=13 сек., и дышите 15 минут, строго выдерживая, ПДА=13 сек. В 3-й день с ПДА=13 сек., вы дышите уже 16 минут. Дыхание получилось, например, более легким, значит, можно переходить на ПДА=14 сек. Это, как правило, проводится в следующий, (4-й) день, в последние 5 минут занятия. Если дыхание получилось без одышки и высокого напряжения, успех закрепляется на следующих занятиях. В противном случае тренировки продолжаются с ПДА=13 сек. Так, по мере готовности организма, происходит увеличение ПДА. Наконец вам удалось перейти на ПДА=15 сек., т. е. 2 сек. вдох и 13 сек. выдох. При ПДА=15 сек. осуществляется переход на порционный выдох. После 2-секундного вдоха также экономно в течение 6 сек. при расслабленном животе выдыхается первая порция воздуха. Затем, в течение 0,5—1 сек., живот чуть-чуть толкается вперед для расслабления диафрагмы и сразу же выдыхается вторая порция воздуха с активным поджатием живота в конце выдоха. По мере роста ПДА вторая порция воздуха нарастает, а при ПДА=22 сек. она тоже делится пополам, и выдох становится 3-порционным и т. д. Например, через месяц ПДА достигла 38 сек.: 2 сек. вдох, четыре порции выдоха по 6 сек. = 24 сек., плюс 4 сек. на выталкивание живота для расслабления диафрагмы, пятая порция — 8 сек.

При порционном выдохе необходимо исключить подсасывание воздуха через нос во время расслабления диафрагмы. Герметично зажимать ноздри запрещается. Приучите себя контролировать нос легким наложением сверху на носовые ходы указательного и среднего пальцев. Рука, контролирующая нос, должна не висеть, а опираться локтем на опору.

Постепенно вы приучите себя отключать нос от дыхания за счет слабого касания, а затем и без него.

При ИПДА = 15 сек. и более, сразу осваивается порционный выдох, с ИПДА = 22 сек. — 3 порции, ИПДА = 29 сек. — 4 порции и т. д.

(!) **Внимание!** Предельное время тренировки в гипоксическом режиме определяется по формуле ПДА + 15 в минутах.

Например, при ПДА = 10 сек. предельное время дыхания в течение суток 25 минут, при ПДА = 23 сек., соответственно, 38 минут.

Предупреждения:

1. Во избежание превышения оптимального сопротивления дыханию контролируйте чистоту отверстий донной насадки, а если время дыхания более 35 минут, следует через каждые 30 минут менять воду в тренажере.

2. *Необходимо избежать ошибок*, связанных с повышенным расходом структурной ткани легких — сурфактанта, следствием которого может быть ухудшение дыхания. Это происходит при превышении объема воды в тренажере или предельного времени дыхания, а также несоблюдении предупреждения 1. Контроль следует осуществлять самостоятельно во время дыхания. В норме поддержание правильно выбранного ПДА от начала и до конца занятия осуществляется без напряжения. Дефицит сурфактанта проявляется одышкой, снижением ПДА. Это может быть у людей с ИПДА менее 12 сек. при достижении ежедневного времени дыхания 25—30 минут. Но такие же признаки при обструкции у больного бронхиальной астмой и хроническим бронхитом.

Признаками сурфактантной недостаточности также являются слабость, скачки артериального давления, раздражительность. Перерасход сурфактанта возникает при многодневном дыхании с повышенным сопротивлением выдоху и значительном превышении времени дыхания.

Выполнение режима дыхания исключает рецидив. Для предотвращения сурфактантной недостаточности необходимо контролировать ПДА. Ее резкое падение — возможный признак сурфактантной недостаточности. Не путать с состоянием обструкции, возможной у больных бронхиальной астмой, хроническим бронхитом. При резком снижении ПДА дыхание прекращается и фиксируется время. Очередное занятие проводится через два дня. Время занятия уменьшается по сравнению с зафиксированным временем на 10 минут. В прибор заливается 8—9 мл воды. После восстановления количество воды в приборе не должно превышать 9,5 мл. В период восстановления время занятий увеличивается на одну минуту через каждые три дня. Для улучшения синтеза в организме легочного сурфактанта следует употреблять в пищу лецитин или продукты, его содержащие: яичный желток, печень, мозги, семена подсолнечника, зародыши пшеницы, орехи.

Гипоксический режим дыхания считается освоенным при устойчивом ежедневном дыхании не менее 40 минут, если при ИПДА менее 16 сек. достигнуто ПДА не менее 25 сек., при ИПДА 16 сек. и более достигнуто ПДА = 35 сек. Минимальное время дыхания в гипоксическом режиме в первом случае 2 месяца, а во втором случае — 1 месяц.

До освоения эндогенного дыхания в быту, на работе, при ходьбе следует дышать «на одну треть». Дышите через нос. Вдохнув «полным животом», расслабьте его, не выпуская воздуха, что приведет к повышению давления в легких. При ощущении нехватки воздуха осуществляется короткий выдох примерно «на одну треть» от обычного выдоха, и сразу следует активный вдох на «полный живот» и т. д. Такое дыхание повышает оздоровительный эффект. Оно должно быть постоянным, особенно при бронхиальной астме и хроническом бронхите.

Эндогенный режим (аппаратный)

На эндогенный режим дыхания следует переходить без паузы (эстафетно) после освоения гипоксического режима. Структура дыхательного акта меняется с целью обеспечить дополнительное всасывание в легкие очень малых порций воздуха и расслабление диафрагмы.

После обычного вдоха без паузы экономно выдыхается первая порция. При этом живот расслабляется, грудь — плечи по мере выдоха оседают на 3—4 см. Затем грудь — плечи в течение 1 сек. поднимаются в прежнее положение и таким же образом выдыхается 2-я порция и т. д.

Последняя порция выдыхается обычным порядком и осуществляется очередной вдох.

Обращается внимание на расслабление и переднее положение живота в период непроизвольного вдоха каждой порции. Нос при поднятии груди — плеч остается пассивным. Воздух сам поступит в легкие. Возможные ошибки: расширение груди, большая амплитуда подъема — опускания груди — плеч.

При правильной технике дыхания **ПДА** продолжает расти. Если **ПДА** не меняется, значит, перекрыта горловая щель. Это бывает при опущенном вниз подбородке (верхний замок).

Возможно состояние, когда «запирается» в результате приобретенного рефлекса нос. В этом случае рекомендуется, не меняя положения тела, осуществлять после каждой выдыхаемой порции, кроме последней, микроподсос маленькой порции воздуха через нос. Микроподсос осуществляется в течение 0,5 сек. одновременно с мягким толчком живота вперед-вниз. Обычно ПДА растет медленно, примерно на 1 сек. ежедневно. Если разовая прибавка составила более 2 сек., значит, воздух подсасывается очень активно, и следует уменьшить опускание груди — плеч или микроподсос. Время дыхания в первые две недели следует ограничить 40 минутами при ИПДА менее 16 сек., 50 минутами — при ИПДА 16 сек. и более. При обеспечении в этот период устойчивого дыхания время ежедневных занятий в последующем увеличивается на 1 минуту через 2 дня.

Вход в активное эндогенное дыхание обычно начинается при ПДА=65–70 сек. Она резко повышается, например с 65 до 90 сек. на одной тренировке, с 90 до 120 сек. на следующей тренировке. Далее увеличение ПДА прогрессирует и через 2— **3 недели может достичь 60 минут.** Аппаратный период эндогенного дыхания завершается, если на 3 последовательных занятиях выдох составляет 1 час и можно параллельно осваивать безаппаратный режим.

Безаппаратное эндогенное дыхание

Оно лучше всего осваивается при спокойной ходьбе. Главный принцип: только выдыхать и не вдыхать.

В легких преобладает отрицательное (подсасывающее) давление. Выдох должен быть предельно минимальным, чтобы противодействовать сильному подсосу. Лучше всего, если вырабатываемые в легких газы накапливаются в них, надувают их как пузырь, и можно маленькими порциями их выпускать, стравливать лишний воздух. Это приходит у всех по-разному и не сразу. Продолжительность выдыхаемых порций 3—6 сек., и по мере тренировки она увеличивается. Паузы между порциями 2—3 сек.

Рекомендуется, надув щеки, предельно экономно выталкивать газы через сомкнутые губы примерно с сопротивлением, аналогичным при дыхании через тренажер.

(!) **Внимание! Запрещается дышать с сопротивлением выше, чем на тренажере!** Практика показывает, что это наиболее рациональный способ эндогенного дыхания. При этом техника дыхания постепенно меняется. Но, руководствуясь главным принципом, можно, в зависимости от вида деятельности и отдыха, подбирать комбинации выдоха через рот и нос.

Целесообразно фазу выдоха сопровождать движением вперед живота, но сбрасывать напряжение мышц живота раньше окончания выдоха.

Совершаемое при этом уменьшение объема легких снижает эффект подсасывания. Такую же технику использовать при дыхании на тренажере, то есть, отказываясь от ранее освоенных приемов опускания груди — плеч или мгновенного подсоса.

Постепенно в суточном режиме эндогенное дыхание вытесняет внешнее дыхание. Но увеличивать продолжительность ежедневного дыхания следует постепенно: в месяц на 10—15 минут при ИПДА менее 16 сек. и 20—25 минут при ИПДА = 16 сек. и более. Наступает время, когда вы пользуетесь им все время, кроме сна. Но по мере закрепления условных рефлексов, эндогенное дыхание становится круглосуточным, т.е. мы пользуемся им во сне, при еде, работе, разговорах, т.е. везде. Таким образом, эндогенно можно дышать под давлением (с тренажером или произвольно создавая сопротивление) и без давления.

Для обеспечения хорошего здоровья требуется дышать под давлением перед сном 60—70 минут. Для «расстаривания» и омоложения — время может увеличиваться в два-три раза. По мере обретения навыков такое дыхание становится необременительным. К примеру, среди эндогенно дышащих в возрасте 70—80 лет многие применяют в своей практике ежедневное 5—6-часовое дыхание под избыточным давлением. Для этого используются прогулки, любая физическая работа, пребывание в транспорте и т. д.

Остальное время дышать следует также эндогенно, но без контроля давления.

Наращивание времени дыхания под давлением повышает результаты лечения болезней, позволяет глубже и эффективнее осуществить в организме реабилитационно-восстановительные процессы.

Особенности занятий на тренажере при различных заболеваниях и для детей

Практикой показано успешное лечение различных заболеваний по единой методике дыхания. Однако учет особенностей при лечении отдельных заболеваний позволяет быстрее достичь полезного результата.

Пожилым, физически ослабленным людям, а также страдающим недостаточностью сердечно-сосудистой и дыхательной систем, при гипотонии, бронхиальной астме и хроническом бронхите следует обеспечить рациональный режим питания. Последний прием пищи осуществляется не позднее 18 часов 30 минут. Пища должна быть легкоусвояемой.

При бронхиальной астме и хроническом бронхите следует дышать только в комфортном режиме, строго выполнять рекомендации и не форсировать увеличение времени дыхания и ПДА.

При возникновении обструкции с затруднением дыхания и снижением ПДА необходимо немедленно перейти на дыхательную гимнастику без тренажера. Цель такой гимнастики — ослабить, а затем полностью освободиться от обструкции без применения бронхорасширяющих средств. Дыхательная гимнастика проводится сразу, как только возникнет затруднение дыхания. Продолжительность одного занятия 25–30 минут. В течение суток проводится 2–3 занятия. Техника и условия выполнения дыхательной гимнастики аналогичны дыханию на тренажере, только выдох производится через нос. С целью улучшения обеспечения организма кислородом вдох возрастает до 3—4 сек, при выдохе обращается внимание на максимальное освобождение легких от использованного воздуха (активная фаза поджатия живота на выдохе увеличивается).

Обычно через 1—2 дня обструкция снимается. Дыхание на тренажере возобновляется с тем же ПДА и временем дыхания. Но дыхательная гимнастика без тренажера проводится и дальше при первых признаках затруднения дыхания.

Для предотвращения обструктивных процессов следует полностью исключить грудное дыхание и избегать до излечивания болезни действий, ее вызывающих: бега, быстрого подъема по лестнице, эмоционального, холодового и других видов стресса.

При гипертонии, стенокардии, нарушении ритмов сердца, после инфаркта, инсульта необходимо обеспечить комфортное, без напряжения дыхание при объеме воды в тренажере 9 мл. По мере снижения артериального давления и улучшения работы сердца, мозга постепенно снижается прием лекарственных средств до их полного исключения. Эффективность дыхания повышается при постоянном использовании дыхания «на одну треть» и увеличении времени дыхания на тренажере.

При лечении детей в возрасте с 5 до 8 лет рекомендуется начинать с 6 минут, увеличивая время занятий на 1 минуту через 2 дня. Первые две недели в прибор заливается 8 мл воды. Затем, при отсутствии затруднения выдоха, количество воды увеличивается до 9 мл.

Временные ухудшения самочувствия и состояния при дыхании закономерны.

В первые дни занятий на тренажере они обуславливаются отравлением организма токсинами, возникающими при гибели массы бактерий, вирусов и другой патогенной флоры. Это происходит под воздействием резко усиливающегося иммунитета и обмена. При этом в зонах поражения тканей возникают воспалительные процессы, которые сопровождаются болями, повышением температуры, артериального давления, ухудшением состояния и др. К этим зонам относятся десны при пародонтозе, суставы при артритах, артрозах, кожа и слизистые при кандидозе и герпесе, пораженные органы, травмированные ткани и т. д. При появлении обострений дыхание продолжается, снижается объем вечернего питания, в рацион вводятся витамины и микроэлементы. Следует рационально использовать благоприятную ситуацию до полного излечивания болезни.

При небольшом повышении температуры, хорошем самочувствии и отсутствии симптомов сердечной недостаточности дыхание проводится при сниженной на 2—3 сек ПДА. При температуре выше 38 °С дышать не рекомендуется.

Факторы успеха

Максимальный полезный эффект достигается при оптимальном сопротивлении выдоху и предельно экономном вдохе. Поэтому следует **точно заливать воду**, пользуясь шприцем. Удивительные результаты достигаются, когда в легких продолжительно поддерживается оптимально-избыточное давление. Старайтесь **дышать расслабленно**

и тихо, словно мышка. Помните, звучание при выдохе должно быть без бурления воды, непрерывным и мягким.

Важным элементом новой технологии является общий объем дыхания. Чем продолжительнее мы дышим, тем больше получаем энергии, тем быстрее идет процесс оздоровления и лечения заболеваний. Запрещается использовать дополнительную емкость, так как избыток углекислого газа препятствует оздоровлению. Такие емкости есть на старых аппаратах, выпущенных в г. Кинели.

Процессы поражения тканей, атеросклероза, старения интенсифицируются (усиливаются) при повышенной физической нагрузке (пульс более 100 ударов/мин.), закаливании холодом, перегреве, голодании, стрессах. Перечисленные факторы в период занятий на тренажере должны быть исключены, так как резко снижают оздоровительный эффект.

Полезный результат снижается при высококалорийном питании и особенно при избытке в рационе рафинированных сахаров и мучных продуктов, избытке животных жиров. Ограничивается потребление белого хлеба и его производных, сахара, пресного молока.

В качестве базовых продуктов **рекомендуются**: черный хлеб, нерафинированное подсолнечное масло, жирная морская рыба, свежие фрукты и овощи, гречневая и овсяная каши, орехи (кроме арахиса), семена подсолнечника и злаки, биокефир, чай (особенно зеленый), кофе, печень, мозги, умеренно свинина и печень, томатная паста.

Главным элементом дыхания является **выдох**. Вы будете выдыхать правильно, если поймете назначение выдоха. Необходимо в легких как можно дольше поддерживать стабильное, оптимально-избыточное давление. Таким образом, мы обеспечиваем внедрение в капилляры альвеол максимального количества воздушных пузырьков, а, следовательно, резко повышаем клеточную энергетику. Важно наиболее полезно распорядиться выдыхаемым объемом воздуха. Можно выпустить энергично за 5–6 сек. Но эффект при этом малый. Воздух следует выпускать предельно экономно, максимально увеличивая время наддува легких. Если в процессе дыхательного акта ощущается явная нехватка воздуха, выдох может ускоряться, чтобы вовремя снова вдохнуть. То есть лучше лишний воздух вытолкнуть в конце выдоха, чем, сразу выбросив воздух, пытаться затем делать продолжительный выдох с пустыми легкими.

ИНСТРУКЦИЯ 2
по дыханию на тренажере ТДИ-01

Дыхание осуществляется в гипоксическом и эндогенном режимах. Наиболее эффективное для дыхания время в период с 21 до 22 часов. Занятие проводится натощак. (Легкий ужин за 3–4 часа до занятия.) После дыхания принимать пищу **запрещается**.

Гипоксический режим

Перед началом первого занятия необходимо освоить методику диафрагмального дыхания и провести тестирование согласно соответствующим пунктам, изложенным в начале инструкции 1. Определив в результате тестирования объем заливаемой в тренажер воды и график своего дыхания, приступаем к освоению гипоксического режима.

Место дыхания. За столом. Полным людям рекомендуется устраиваться в кресле. В том и другом случаях должно обеспечиваться полное расслабление, грудь и плечи должны быть опущены.

Нос и рот. Дыхание только через рот. Приучите себя контролировать нос легким наложением сверху на носовые ходы указательного и среднего пальцев. Носом не дышать, но ноздри зажимать герметично **запрещается**. Рука, контролирующая нос, должна не висеть, а опираться на опору. Постепенно вы приучите себя отключать нос от дыхания за счет слабого касания.

Вдох быстрый, за 1—2 секунды за счет энергичного движения (усилиями мышц) живота вперед производится **только через рот и аппарат**. Вдыхайте столько, сколько позволяет движение живота вперед. Грудь и плечи не приподнимаются. Грудная клетка не расширяется. При затрудненном вдохе первые 10—20 дней можно вдыхать из атмосферы, минуя тренажер. За вдохом **без паузы** и **задержки** следует выдох.

Выдох. Медленно, экономно, непрерывно выдавливайте воздух через тренажер. Все внимание на то, как булькает вода в тренажере. Чем мягче, нежнее и ровнее, тем лучше. Внимание на живот переключается только в самом конце выдоха. Усилиями мышц живот мягко поджимается. Если по итогам тестирования ваша ИПВ составила менее 13 сек., выдох делается **непрерывно**. Если ИПВ более или равна 13 сек., **переходите на порционный выдох**. В этом случае первая порция 6 сек. Затем следует пауза 1 сек., во время которой живот выталкивается вперед усилиями мышц, воздух при этом не вдыхается. После этого следует выдох второй порции — 7 сек. Выдох удлиняется каждый день на 1 сек. Прирост идет ко второй порции, пока ее продолжительность не достигнет 13 сек. В этом случае вторая порция снова дробится на 6 и 7 сек. и выдох осуществляется тремя порциями 6—6—7 сек. Дальнейший прирост выдоха прибавляется к последней порции, и так до тех пор, пока не остановится прирост выдоха. Это произойдет не ранее, чем вы перешагнете рубеж 25 сек. и будет находиться в пределах 25—45 сек. Если прирост выдоха прекратился, значит, ваши легкие полностью раскрылись. Количество выдыхаемых порций при этом может быть 5—6. После каждой порции следует пауза 1 сек., во время которой производится «толчок животом». Во время тренировок наращивается общее время занятий. Длительность первого занятия 5 минут. Если ваша ИПВ была менее 13 сек., занятие удлиняется на 1 минуту через день, если ИПВ 13 сек. и более, то длительность занятия увеличивается на 1 минуту каждый день и доходит в обоих случаях до 40 минут. В первом случае это произойдет через два месяца, во втором — через месяц. Если ваш выдох перестал расти и общее время занятия достигло 40 минут, считается, что вы освоили гипоксический режим и можете начинать осваивать эндогенный аппаратный режим.

Эндогенный режим (аппаратный)

При переходе на эндогенный режим структура дыхательного акта не меняется, но после микровыдоха, в паузе, вместо выдвижения живота вперед, выполняются другие мышечные движения. Их цель — обеспечить подачу в легкие очень малой порции воздуха и расслабление диафрагмы. Всасывающий эффект обеспечивается за счет поднимания вверх грудной клетки.

Встаньте перед зеркалом, положите пальцы рук на выступы ключицы ниже шеи и, чуть кивая вниз подбородком на 1–2 см, подберите движение, при котором свободно поднимается грудь. Это движение требуется выполнять после каждого микровыдоха. Потренируйтесь на тренажере. Губы при напряжении выдвигаются чуть вперед, как бы обжимают мундштук, что предупреждает подсос воздуха через рот и снимает рефлекс на отключение носа. Мышцы шеи напрягаются мягко, чтобы горловая щель перекрывалась, но не герметично. Воздух подсасывается через нос и горловую щель непроизвольно. Большая ошибка, если пациент сам всасывает воздух через нос. Делающий такую ошибку замечает подсос. В норме, как правило, подсасывание неощутимо из-за малой порции подсасываемого воздуха и напряжения мышц.

При напряжении мышц вместе с грудью вверх поднимается живот. При расслаблении мышц грудь—живот падают, и следует «на лету поддать» живот вперед для расслабления диафрагмы. Весь комплекс движений занимает около 1 сек. и представляется, как если бы человек делает глоток, но он срывается.

Если техника дыхания правильна, продолжительность выдоха растет. Если ПДА не меняется, значит, перекрыта горловая щель. Это бывает при опущенном вниз подбородке («верхний замок»), при сильном напряжении мышц шеи или если напряжение сопровождается горизонтальным движением вперед головы—шеи, что перекрывает щель. Обычно выдох растет медленно, примерно 1 сек. ежедневно. Если разовая прибавка составила 5 сек., значит, воздух подсасывается активно, что недопустимо.

Вход в активное эндогенное дыхание обычно начинается с 65–70 сек. ПДА начинает резко повышаться, например с 65 до 90 сек. — на одной тренировке, с 90 до 120 сек. — на следующей тренировке. Далее увеличение продолжительности дыхательного акта (ПДА) прогрессирует и через 2–3 недели может достичь 60 минут. Аппаратный период эндогенного дыхания завершается, если на 3 последовательных занятиях будет показан ПДА 1 час.

Безаппаратное эндогенное дыхание

Процесс освоения безаппаратного эндогенного дыхания изложен в инструкции 1 по дыханию на тренажере ТДИ-01. Следует отметить, что лучший способ развития эндогенного дыхания и, естественно, самый эффективный способ оздоровления — спокойная ходьба. В этом случае каждая порция выдоха может стать продолжительной. Целесообразно фазу выдоха сопровождать движением вперед живота, но сбрасывать напряжение мышц живота раньше окончания выдоха. Совершаемое при этом уменьшение объема легких снижает эффект подсасывания. Польза от такого движения очевидна и в других аспектах.

> (!) **Внимание!** Во время тренировок стимулируется повышение ПДА. Для улучшения производства в организме легочного сурфактанта следует ежедневно употреблять 50 г нерафинированного подсолнечного масла и один яичный желток.

Сравнительный анализ инструкций 1 и 2 по дыханию на ТДИ-01

До января 2000 года инструкция 2 была основной при обучении дыханию на ТДИ-01. В ней реализовываются три основных оздоровительных фактора:
режим гипоксии (дыхание по Стрелкову),
режим гиперкапнии (дыхание по Бутейко)
и дыхание через сопротивление (через воду). Эффективность оздоровления при дыхании согласно инструкции 2, по оценке Фролова, на 10—15% выше, чем при дыхании по инструкции 1, при которой теряются эффекты Стрелкова и Бутейко, но инструкция 1 более простая, доступна при любых состояниях здоровья и позволяет быстрее перейти на безаппаратный режим, что в конечном результате дает ей итоговое преимущество.

Уважаемые читатели! Вы вправе сами выбрать для себя удобную методику из двух предложенных вам. В любом случае при правильном выполнении методики вас ожидает успех!

ЛЕЧЕНИЕ ЗАБОЛЕВАНИЙ С ПОМОЩЬЮ ТДИ-01 И ЭНДОГЕННОГО ДЫХАНИЯ

Механизм действия дыхания на тренажере и эндогенного дыхания на лечение заболеваний является универсальным. Дыхание обуславливает новое качество крови. В результате:

- во-первых, прекращается разрушение сосудистой стенки, что является предпосылкой, а это доказано практикой, обратного развития атеросклероза;
- во-вторых, повышается уровень клеточной энергетики тканей и, соответственно, улучшается обмен в тканях;
- в-третьих, повышается статус иммунной системы, высокоактивными становятся все иммуннокомпетентные клетки.

При стабильном поддерживании такого качества в организме имеются все условия для успешного лечения практически всех заболеваний.

Дыхание на тренажере **радикально повышает клеточную энергетику и создает практически новую иммунную систему**.

Еще выше поднять энергетику позволяет подсолнечное масло, имеющее наиболее эффективный состав ненасыщенных жирных кислот (НЖК). Новое дыхание через эритроциты крови стимулирует в мембранах клеток процессы свободнорадикального окисления ненасыщенных жирных кислот (СРО НЖК). «Ахиллесова пята» опухолевых клеток — слабость клеточных мембран, их неспособность выдерживать активный процесс СРО НЖК. Высокоактивные иммунные клетки прежде всего атакуют поврежденные злокачественные клетки, а затем уничтожают их соседей-родственников. Систематическое дыхание в комбинации с приемом масляной эмульсии позволяет в итоге одержать победу над опухолями. Известны два способа введения масла в организм. Более эффективным является вариант приема масляно-спиртовой эмульсии, который осуществляется за 5 минут до дыхания.

ПРИМЕНЕНИЕ ТДИ-01 В ПУЛЬМОНОЛОГИИ

Заболевания органов дыхания

О Астма бронхиальная

Бронхиальная астма рассматривается как хроническое воспалительное заболевание дыхательных путей вне зависимости от степени тяжести.

Дыхательная гимнастика для больных астмой необходима как эффективное средство реабилитации, дополняющее базисную терапию. При этом должны выполняться все предупреждения из Авторской инструкции по дыханию на ТДИ-01. (Диафрагмальное дыхание, в том числе и после тренировки на аппарате Фролова, объем заливаемой воды — 8 мл.)

Тренировки дыхания путем создания положительного давления в конце выдоха конкретно показаны при бронхиальной астме, т.к. улучшают проходимость бронхов и нормализуют газообмен. Эти упражнения, по мнению специалистов НИИ пульмонологии, показаны во все периоды болезни (при обострении и в ремиссии).

Исследования у больных бронхиальной астмой среднетяжелого течения (профессор, д. м. н. М.В. Балуда, г. Москва) показали эффективность респираторного тренинга на ТДИ-01.

Лечебно-оздоровительный эффект заключается:
1. В улучшении бронхиальной проходимости и снижении повышенной воздушности легких, что связано с создаваемым аппаратом ТДИ-01 положительным давлением на выдохе, приводящим к предупреждению экспираторного коллапса мелких дыхательных путей и снижению выраженности трахеобронхиальной дискинезии.
2. В восстановлении нарушенных вентиляционно-перфузионных отношений и оптимизации газообмена.
3. В противовоспалительном действии, реализуемом через снижение свободно-радикального окисления липидов в результате гиперкапнического действия тренажера ТДИ-01, обуславливая тем самым снижение гиперактивности дыхательных путей, что ускоряет достижение клинической ремиссии.

Для пациентов этой группы сложным является адаптационный период (5—10 дней). Им также необходимо помочь в коррекции саногенеза (очищение бронхов, легких), подборе фитопродукции, массажа и т. п.

Успех лечения бронхиальной астмы с помощью дыхательного тренажера определяется техникой дыхания и системой занятий. Дышать нужно в точном соответствии с изложенной в этой книге инструкцией по дыханию на ТДИ-01. И очень важно выполнять все правила дыхания. Чаще всего у пациентов при астме слабое дыхание, то есть короткий дыхательный акт. Пусть вас это не смущает. Успех в основном определяется продолжительностью занятий. Чем больше вы дышите на тренажере, тем больше клетки тканей и иммунной системы получают энергии. Благодаря этому быстрее идет излечивание болезни. Но существует проблема. Многие астматики испытывают недостаток легочного сурфактанта. Поэтому, чтобы его расход полностью восполнялся за счет его синтеза в альвеолах, наращивание продолжительности занятия и длительности выдоха у больных астмой должно быть более замедленным, чем сказано в инструкции. Удлинять занятие на 1 минуту нужно через 2—3 дня, и таким же образом наращивать длительность выдоха на 1 сек. через 2—3 дня, при этом тщательно контролируя свое самочувствие. Выполнение этих рекомендаций обеспечивает оздоровление и гарантирует успех. Помните: **«Лучше недодышать, чем передышать»**. Не забывайте об обязательном включении в суточный рацион 30—50 г растительного масла и яичного желтка для восстановления сурфактанта.

Вопросы больных астмой нередко касаются совмещения дыхания и приема традиционных лекарственных средств. Необходимо постепенно уменьшать принимаемые дозы препаратов, применяя тактику сдерживания. Но не доводить себя до стрессов, удушья. Этому обычно способствует рациональный выбор времени дыхания. Например, удушье возникает обычно ночью в 3 часа. Планируйте дыхание на 2 часа 30 минут. Допустим, после одной-двух недель тренировок вам удалось избавиться от приступов. Начинайте перемещать время занятий обратно. То есть дышите в 2 часа 25 минут. Через два дня — в 2 часа 20 минут. И так каждые два дня перемещайтесь на 5 минут на вечернее время, т.е. на период с 21 до 23 часов. Все получится, если заниматься дыханием системно, последовательно и дисциплинированно. Ведь дышать 30—40 минут ежедневно не очень большая плата за избавление от болезни и обретение здоровья.

Лечение астмы, особенно первые дни, может сопровождаться удушьем. Механизм его возникновения определен эффектом дыхания. Резкое повышение активности иммунной системы сопровождается воспалением ткани бронхов, что суживает их просвет. Поэтому первое время нужно иметь, на всякий случай, бронхорасширяющие средства. И, естественно, не допускать удушья.

Бронхит острый и хронический.

Бронхопневмония.

Бронхоэктазы и спонтанный пневмоторакс.

Пневмония хроническая и очаговая.

Пневмосклероз.

Эмфизема легких.

Ринит по типу вазомоторного.

Ларингит.

Гайморит.

Фронтит.

Плеврит гнойный, сухой, экссудативный.
Пневмокониозы.
Силикозы.
Хроническая обструктивная болезнь легких.

Эффективно новое дыхание при хроническом бронхите и других бронхолегочных заболеваниях. Уже на второй день усиливается выход слизи и бронхолегочного секрета. Не следует держать слизь во рту. Нужно сразу ее сплевывать в заранее приготовленную емкость. Не следует пугаться повышения температуры и обильного многодневного выхода слизи. Это естественные процессы при нашем дыхании. Занятия должны непрерывно продолжаться в соответствии с инструкцией. Именно в такие периоды оздоровление идет особенно интенсивно. Возможность перехода на продолжительное, например, 40-минутное дыхание, у людей со слабым дыханием создается постепенно, в результате четкой организации занятий. Через месяц они выходят на ежедневное 30-минутное дыхание. Очень важно заработанную энергию использовать с наивысшим эффектом. Поэтому система занятий должна предусматривать только вечерний вариант в период с 21 до 22 часов. Очень важно, чтобы способ приема пищи и подбор продуктов питания не приводил к повышенному расходу «электронной» энергетики. Поэтому следует внимательно изучить и правильно применять принципы рационального и энергетически экономного питания.

⚠️ **Не рекомендуется:**
- использовать в питании сладкие продукты, состоящие из рафинированных углеводов,

включая мед, молоко, белый хлеб, макароны и др.;
- холодные обливания, жаркие бани, парные, горячие ванны, грязи, солнце;
- работа с одышкой, физические нагрузки с пульсом более 80 уд/мин., напряжения, стрессы.

Рекомендуется: использовать в питании зелень, лимоны, грейпфруты, мандарины, свежие овощи (ежедневно лук или чеснок), грецкие орехи, грубый зерновой хлеб, отруби, растительное масло, морскую рыбу.

С целью повышения энергетики рекомендуется после освоения техники дыхания, через 1—2 недели занятий, принимать подсолнечное масло одним из изложенных выше способов.

Затруднения в тренировке дыхания испытывают больные с хроническим бронхитом в пожилом возрасте (75 лет и старше), лица, работавшие во вредных условиях (химическое производство, шахтеры и т. п.), имеющие тяжелую сопутствующую патологию сердца (аритмия, постинфарктный кардиосклероз). Для пациентов с хроническим бронхитом, по данным Медицинского центра эндогенного дыхания (г. Новосибирск), эффективно сочетание дыхательных тренировок в вечернее время с проведением ингаляций в утренние или дневные часы. Для ингаляций успешно используется ТДИ-01 в соответствии с паспортом. Реакции саногенеза наиболее рельефно протекают при очищении легких у больных с профессиональными заболеваниями (антракоз, силикоз, бериллиоз).

Механизм реабилитации пульмонологических больных в процессе сочетанного респираторного тренинга (СРТ) на тренажере Фролова объясняется с учетом всех факторов тренировки. Основные из них:

- улучшение дренажной функции бронхов;
- устранение бронхоспазма, экспираторного коллапса мелких бронхов;
- вибромассажный эффект респираторного тренинга на бронхи и легочную ткань;
- оптимизация альвеолярной вентиляции, вентиляционно-перфузионного соотношения;
- улучшение тканевого дыхания, устранение гипоксемии и гипоксии тканей;
- восстановление нормальной функции иммунной системы в результате адаптации к гипоксии и развития реакций активации и тренировки;
- адаптация дыхательного центра, артериальных хеморецепторов к гипоксии, гиперкапнии;
- регуляция частоты дыхания (биоэкономичность функции внешнего дыхания).

○ Очаговый туберкулез легких

По мнению специалистов Минздрава России, применение дыхательного тренажера Фролова показано при очаговом туберкулезе легких. Сочетанный респираторный тренинг (СРТ) на ТДИ-01 в этом случае необходимо применять как обязательный элемент гигиено-диетического режима. Естественно, что улучшение вентиляции легких, повышение активности иммунной системы значительно улучшает состояние больных, эффективность специфической терапии.

Учитывая длительность периода активной терапии, методика СРТ на ТДИ-01 особенно полезна тем, что повышает активность тканей по удалению метаболитов противотуберкулезных препаратов и эффективно проводится коррекция нарушенных функций других органов и систем.

Дыхательная гимнастика на ТДИ-01 полезна и после излечения от туберкулеза, как способ профилактики рецидива и в целях профилактики туберкулеза у лиц, имеющих контакт с больными (родственники, медперсонал).

Технология лечения туберкулеза с использованием ТДИ-01

1. Лекарственная терапия осуществляется согласно показаниям и по назначениям лечащего врача. Ее уточнение проводится в ходе лечения.
2. Дыхание на тренажере осуществляется ежедневно, один раз в день, перед сном. Рекомендуемое время с 21 до 22 часов. Ужин должен быть легким, заблаговременным (за 3—4 часа до занятия), с тем чтобы пациент приступал к дыханию в состоянии «натощак». После дыхания принимать любую пищу запрещается. Такие ограничения обеспечивают высокий эффект лечения, поскольку создают самые благоприятные условия для активной работы иммунной системы (с 22 часов до 7 утра). Вечернее дыхание эффективнее утреннего в несколько раз.

3. Обучение дыханию на тренажере осуществляется в соответствии с методикой, приведенной в настоящей книге. График дыхания каждого пациента определяется исходя из исходной продолжительности дыхательного акта (ИПДА), которая определяется при тестировании и проводится в соответствии с требованиями таблицы 1.
4. С целью повышения энергетики, улучшения обмена и дополнительной активации иммунной системы при лечении очагового и инфильтративного туберкулеза дыхание сопровождается приемом нерафинированного подсолнечного масла одним из двух способов, изложенных ранее в настоящей книге.
5. При лечении кавернозного и фиброзно-кавернозного туберкулеза прием масляно-спиртовой эмульсии в первый месяц лечения не рекомендуется, так как возможны выделения крови и жидкости из зоны опухоли. Сосание масла является обязательным и осуществляется указанным порядком.
6. При лечении всех форм туберкулеза возможно повышение температуры. Это может начаться через несколько дней. При повышении температуры до 38—38,5 °C не следует принимать меры к ее снижению, если нет проблем с сердечно-сосудистой системой. Этот фактор считается благоприятным признаком. При повышении температуры дыхание и прием масла осуществляется согласно регламенту.
7. Требования к питанию такие же, как при лечении бронхита. Нельзя допускать изли-

шеств в питании. Это ведет к повышенным затратам энергии, получаемой посредством дыхания. Энергия требуется при лечении для повышения активности иммунной системы, улучшения общего обмена и реабилитации тканей. Кроме ночного рекомендуется дневной сон. Продолжительность сна в суточном режиме должна быть не менее 10 часов.

8. Длина дыхательного акта наращивается постепенно, не более одной секунды на одном занятии и примерно 2—3 сек. в неделю. Дыхание с одышкой не допускается.
9. Дышать только диафрагмальным (брюшным) дыханием, объем заливаемой в тренажер воды не более 9 мл.
10. После освоения дыхания в сидячем положении больным рекомендуется дышать лежа на спине. В этом случае дыхание дает более полезный эффект, так как в нем полноценно участвуют верхушки легких.

ПРИМЕНЕНИЕ ТДИ-01 В КАРДИОЛОГИИ

О Сердечно-сосудистые заболевания

Применение дыхательной гимнастики на тренажере Фролова у кардиологических больных имеет широкие показания, обусловлено взаимодействием дыхательной и сердечно-сосудистой систем в жизнеобеспечении организма.

Эффекты, возникающие вследствие адаптации к гипоксии-гиперкапнии, РИД (регуляция искусственного дыхания) благотворно сказываются на функциональном состоянии и резервах сердечно-сосудистой системы.

Основные механизмы реабилитации кардиологических больных:
- улучшение оксигенации крови и тканей;
- улучшение утилизации кислорода;
- увеличение плотности сосудистой сети в сердце, емкости коронарного русла;
- увеличение концентрации миоглобина в миокарде;
- улучшение микроциркуляции.

Основную группу кардиологических больных составляют пациенты со стенокардией, постинфарктным кардиосклерозом, миокардиодистрофией, нарушением ритма и проводимости, гипертонической болезнью.

○ Гипертоническая болезнь

Артериальная гипертония является самым распространенным хроническим заболеванием, с которым сталкивается каждый десятый взрослый человек. В России приблизительно у 40% взрослого населения имеется повышенное давление. Из них об этом знает 1/3, и только пятая часть людей лечится. При этом у большинства АД не понижается до нормальных цифр. Все перечисленные цифры абсолютно несовместимы с современными знаниями об артериальной гипертонии (АГ), а также широкими возможностями ее лечения.

Кто подвержен риску развития АГ?

Риск развития гипертонии повышают его факторы, которые делятся на изменяемые (устранимые) и неизменяемые (неустранимые).

Изменяемые факторы риска:
- избыточная масса тела;
- малоподвижный образ жизни;
- чрезмерное употребление алкоголя;
- курение;
- нерациональное питание с употреблением жирной и соленой пищи;
- стрессы;
- сахарный диабет;
- высокий уровень холестерина.

Неизменяемые факторы риска:
- наличие у родственников гипертонии, ишемической болезни сердца, сахарного диабета;
- мужской пол;
- менопауза у женщин.

Элементарные правила для контроля АД:
- регулярное измерение АД;
- употребление в пищу натуральных продуктов, преимущественно растительного происхождения;
- поддержание нормального веса;
- регулярное выполнение физических упражнений;
- отказ от курения;
- умеренность в употреблении алкоголя;
- при медикаментозном лечении строгое соблюдение рекомендаций врача.

Что важно знать об артериальной гипертонии

КЛАССИФИКАЦИЯ УРОВНЯ АД

Категория АД	САД (мм рт. ст.)	ДАД (мм рт. ст.)
Оптимальное	120	80
Нормальное	130	85
Высокое нормальное	130–139	85–89
Артериальная гипертония	**>140**	**>90**
1-я степень	140–159	90–99
2-я степень	160–179	100–109
3-я степень	> 180	> 110

Артериальная гипертония, даже при хорошем самочувствии, опасна развитием осложнений с поражением органов-мишеней: головного мозга, сердца и почек. В результате могут развиться стенокардия (грудная жаба), сердечная недостаточность (слабость сердечной мышцы), инфаркт миокарда и инсульт.

Дыхание на тренажере ТДИ-01 является надежным средством постепенного снижения и приведения в норму артериального давления. Наблюдения за различными формами и степенями гипертонии у людей в возрасте от 30 до 80 лет показали, что улучшения начинались уже в первые недели. Но при стаже болезни 10—30 лет необходимо рассчитывать на постепенное улучшение. Дыхание обеспечивает комплексное лечение. Его эффекты действуют на все причины болезни. Ведь новое дыхание является лучшим средством реабилитации почек, нормализации деятельности эндокринных желез. Его глубинное воздействие на природные механизмы компенсирует врожденные недостатки.

Дыхание на тренажере, многократно повышая энергетику эритроцитов и других клеток, исключает фактор гипоксии, вызывающий сосудистые спазмы. В сосудистом русле увеличивается синтез гормона простациклина, обеспечивающего сосудорасширяющий эффект.

Важно, что значительно снижаются коагуляционные свойства крови и повышается клеточная энергетика. Это резко повышает текучесть крови, что способствует снижению артериального давления.

Существует много особенностей течения болезни. Но практика показала, что практически все больные добиваются успеха. Излечивание проявляется как закон. И правила дыхания для всех едины.

При лечении гипертонии с использованием тренажера необходимо исключить условия, которые вызывают противоположный эффект. В результате дыхания можно повысить давление, если возбуждать дыхательный центр и центральную нервную систему. Дыхание нужно организовывать в строгом соответствии с инструкцией. Использовать только нижнее брюшное дыхание. Необходимо, чтобы каждый микровыдох проводился предельно мягко и экономно. Ни в коем случае не поднимать грудь, не вытягивать позвоночник, не поднимать высоко локти. Это автоматически поднимает вверх диафрагму и возбуждает дыхательный центр. Если у вас избыточный вес и за столом неудобно, сядьте в кресло в самой расслабленной позе, облокотитесь. Для удобства используйте подушку так, чтобы рука с тренажером не висела, а была расслаблена. Ничто не должно создавать неудобства и напряжения. При микровыдохе все внимание направлено на обеспечение непрерывного (6 сек.), мягкого продавливания воздуха через тренажер. Поскольку живот расслаблен, а объем выдыхаемого воздуха мал, диафрагма смещается вверх минимально и не возбуждает дыхательный центр. Но не надо во время выдоха следить за диафрагмой и регулировать ее положение мышцами живота. Внимание на живот переключается после микровыдоха и всего на 0,5−1 сек., когда живот толкается вперед для возвращения диафрагмы в нижнее положение. Нельзя лечить гипертонию, если вы не овладели нижним брюшным дыханием с быстрым вдохом (1−2 сек.) и продолжительным порционным (микровыдох — 6 сек.) выдохом.

Дыхательный центр возбуждается при повышенной концентрации углекислого газа. Поэтому длина дыхательного акта подбирается так, чтобы в течение всего занятия не возникала одышка. Появление одышки свидетельствует (если это не связано с дефицитом сурфактанта) о преждевременном повышении продолжительности дыхательного акта.

Во время занятия необходимо исключить посторонние раздражители и сосредоточиться на собственном организме. Слейтесь с ощущениями, попытайтесь почувствовать, в каких тканях вашего тела новая энергетическая кровь обеспечивает созидательную и оздоровительную работу. Внимание на нежный выдох, внимание на секундную стрелку, чтобы точно выполнить установленную продолжительность дыхательного акта. Помните, что успех не в мышечных движениях. Вам нужно все время поддерживать легкие в надутом состоянии, чтобы в капилляры альвеол внедрились пузырьки воздуха. И каждый микровыдох нужно выполнять спокойно и неторопливо. Помните, что вы совершаете важное дело и лечите не только гипертонию, но оздоравливаете весь организм.

Пациенты с неосложненными формами гипертонической болезни легко осваивают основной режим занятий. Для пациентов с гипертонической болезнью в сочетании с выраженным атеросклерозом, с патологией почек, другими тяжелыми заболеваниями необходимо соблюдать адаптированные режимы дыхания. Всем пациентам с гипертонической болезнью необходим постоянный контроль АД (для своевременной коррекции дыхания и гипотензивной терапии). Оптимальная форма контроля — ежедневно, перед дыхательной гимнастикой и после дыхания (через 10 минут, 30 минут и 2 часа).

В случае субъективного (и объективного) ухудшения состояния пациента возможен перерыв на 1–3 дня в занятиях, лекарственная (или иная) коррекция гипертензивной реакции (криза) соответственно характеру криза, общей и локальной симптоматике (церебральной, кардиальной и пр.) либо ограничение режима тренировки (сократить время занятий на 30–50%, уменьшить объем воды).

○ Стенокардия

Стенокардия или ишемическая болезнь сердца, как и гипертония, является главным порождением атеросклеротических процессов. Но самое удивительное, что стенокардия, представляющая наслаивание повреждений в течение 30—50 лет, в основном может быть вылечена за 2—3 месяца дыхания на тренажере. Опыт показывает, что каждый человек может вылечить стенокардию, независимо от длительности и тяжести заболевания. Соответственно должен строиться подход. При тяжелой форме болезни должны быть использованы рекомендации, которые даны применительно к лечению гипертонии. При средней — те, что указаны в руководстве по эксплуатации для людей со слабым дыханием. При легкой — обычные правила. Снять основные признаки болезни можно за несколько недель.

Полная отмена кардиологических препаратов у больных обычно проводится при ПДА 10 минут и более, после тщательного ЭКГ-обследования, биохимического контроля. После отмены препаратов необходимо ориентировать пациента на очень четкое соблюдение графика тренировки дыхания, режима питания, физических нагрузок, распорядка дня. Первые три месяца после отмены препаратов желательна ежемесячная консультация кардиолога, далее по необходимости (минимум 2 раза в год). Адаптированные режимы респираторного тренинга используются у пациентов пожилого возраста, с тяжелыми формами стенокардии, имеющими симптоматику недостаточности кровообращения или тяжелые сопутствующие заболевания (нарушения ритма, проводимости, сахарный диабет, бронхиальную астму и т.п.).

Сердечные аритмии.

Астма сердечная.

Атеросклероз.

Инфаркт миокарда.

Сердечная недостаточность.

Сосудистая недостаточность.

Варикозное расширение вен.

Тромбофлебиты.

Ломкость сосудов, кровоточивость.

Амилоидоз.

Заболевание миокарда.

Перикардит.

Геморрой.

Лечение: стандартное дыхание согласно инструкции.

Результативность определяется прилежностью, дисциплиной дыхания и соблюдением правил питания с ограничением приема рафинированных углеводов. Практика показывает, что теперь медицина располагает действительно надежным и эффективным средством реабилитации после инфаркта и инсульта. Дыхание обеспечивает повышенный синтез биологически активных веществ, способствующих рассасыванию тромбов, гематом. Интенсифицируются энерго- и массообменные процессы в зонах повреждения. Резко активизируются клетки иммунной системы, которые играют главную роль в процессах реабилитации тканей. Достаточное энергообеспечение создает условия для синтеза ростовых факторов, необходимых прежде всего для восстановления сосудистого русла на пораженном участке ткани. Занятия необходимо организовывать в вечернее время, лучше с 21 до 22 часов. В ночное время повышаются коагуляционные свойства крови (кровь густеет), происходят другие ее изменения, провоцирующие катастрофические процессы. Поэтому дыхание «на ночь» имеет важнейшее профилактическое значение. Главный совет для тех, кто хочет долго жить: «Дышите на ночь и натощак». Выполнение этого правила важнее любых рекомендаций относительно питания, питья, прогулок, всевозможных чисток, других способов здорового образа жизни. Дыхание на ночь заменит лучшие средства, с помощью которых вы надеетесь сохранить здоровье.

При свежих инсультах и инфарктах важно не упустить время, поскольку образующиеся тромбы, гематомы лучше рассасываются, чем застарелые. В этих случаях дыхание проводится в комплексе, вместе с укрепляющими медикаментозными средствами и под наблюдением врача. Используется методика, как при лечении гипертонии.

ПРИМЕНЕНИЕ ТДИ-01 ПРИ РАЗЛИЧНЫХ СОМАТИЧЕСКИХ НАРУШЕНИЯХ

ЗАБОЛЕВАНИЯ ОРГАНОВ ПИЩЕВАРЕНИЯ

Колиты.

Метеоризм.

Гастрит.

Язвенная болезнь желудка и 12-перстной кишки.

Энтериты.

Энтероколиты.

Сосудистые и функциональные заболевания кишечника.

Лечение: стандартное тренажерное дыхание. Возможны обострения, в период которых дыхание продолжается. Среднее время излечивания гастрита и язвы (по данным В.Фролова) 1,5—2 месяца, язвенного колита 1,5—3 месяца. При лечении язвенного колита можно использовать масляную смесь, но не более 1 раза в день, а также раствор гидроперита.

1. Поджелудочная железа.
2. Желчный пузырь.
3. Селезенка.

Лечение: стандартное дыхание. При обострениях дыхание продолжается. Время лечения от 1 до 3 месяцев.

ЗАБОЛЕВАНИЯ ПОЧЕК

Амилоидоз.

Гломерулонефрит.

Пиелонефрит.

Лечение: стандартное дыхание. При пиелонефрите, других заболеваниях почек, кистах на почках, камнях в почках и желчном пузыре принимается масляная эмульсия и раствор гидроперита. Время излечивания пиелонефрита 2,5—3 месяца, остальные болезни — от 2 до 6 месяцев.

КОЖНЫЕ ЗАБОЛЕВАНИЯ

Кожный зуд.

Экзема.

Пустулезная сыпь.

Псориаз.

Липоматоз.

Аллергия.

Нейродермит.

Лечение: стандартное дыхание. Масляная эмульсия и раствор гидроперита. Время излечивания: псориаз — 3—6 месяцев. Остальные болезни — 2—4 месяца.

ОБМЕННЫЕ ЗАБОЛЕВАНИЯ

Ожирение.

Целлюлит.

Патологический климакс.

Подагра.

Алиментарная дистрофия.

Артриты метаболические.

Нарушение углеводного обмена.

Лечение: стандартное тренажерное дыхание. Как показывает опыт кафедры акушерства и гинекологии ГИДУВ г. Новокузнецка (зав. кафедрой профессор, д. м. н. В.С. Горин), дыхательная гимнастика на ТДИ-01 эффективна в реабилитации женщин с патологическим климаксом. Применение метода ЭД позволяет значительно улучшить состояние здоровья у женщин с тяжелым течением климакса, улучшается сон, настроение, прекращаются вегетативные реакции (через 3—5 недель), частота «приливов» (до 6—8), что позволяет уменьшить дозу гормонов и других препаратов.

ЗАБОЛЕВАНИЯ ОПОРНО-ДВИГАТЕЛЬНОГО АППАРАТА

Остеохондроз.

Ишиас.

Радикулит.

Кифоз.

Парезы.

Атрофия мышц.

Лечение: стандартное дыхание. Рекомендуется перед дыханием прием масляной эмульсии и после дыхания раствор гидроперита. Обострения особенно выражены и болезненны при ишиасе. Дыхание не прекращается. Ходьба, физические нагрузки и работа при болях не рекомендуются. Время излечивания: несколько месяцев, а при парезах и атрофии мышц может продолжаться год и более.

Артриты.

Артрозы.

Ревматизм.

Лечение: стандартное дыхание. Рекомендуется прием масляной эмульсии и раствор гидроперита после дыхания. Обострения выражаются сильными болями. Дыхание в период обострений, и прием масляной эмульсии и гидроперита обязательны. Время лечения артритов: 2–4 месяца. Артрозы: в зависимости от тяжести, от нескольких месяцев до года и более (например, коксартроз, особенно при сильной хромоте, лечится несколько лет). Ревматизм: от 3 до 6 месяцев.

Имеется опыт лечения на ТДИ-01 и других заболеваний.

САХАРНЫЙ ДИАБЕТ

При нарушениях углеводного обмена систематические тренировки дыхания значительно улучшают состояние пациентов. Особенно быстро улучшается состояние при гипогликемических реакциях и сахарном диабете второго типа (через 10—20 дней). При сахарном диабете первого типа процесс реабилитации идет медленно, прежде всего, значительно улучшается микроциркуляция.

При сахарном диабете независимо от формы и тяжести заболевания принципы лечения универсальны. Лечение осуществляется в два этапа.

Первый этап — нормализация глюкозы в крови, повышение уровня клеточной энергетики и достижение высокого иммунного статуса. Основным действующим фактором является дыхание на тренажере. Вспомогательный фактор — прием перед дыханием масляно-спиртовой эмульсии (через 15 дней после начала лечения) и раствора гидроперита с зеленым чаем и спиртовой вытяжкой чеснока после дыхания.

Правила дыхания и приема масла

Сначала осваивается вечернее дыхание.

Начинать с 5 минут и ежедневно прибавлять по 1 минуте. Масляно-спиртовую эмульсию принимать после достижения 20 минут продолжительности дыхания и до конца лечения. Время вечернего дыхания довести до 40 минут. При устойчивом дыхании по 40 минут через 2 недели осуществляется переход на **дополнительное утреннее дыхание**. Первое занятие 5 минут, а затем ежедневно прибавлять по 1 минуте.

Время утреннего дыхания доводится до 20 минут. Первую неделю масло принимается один раз перед дыханием. Вторую неделю два раза: утром после пробуждения и вечером перед дыханием. Затем все повторяется. После утреннего приема масла рекомендуется один час поспать или отдохнуть лежа. Прием пищи осуществляется через два часа после приема масла.

При улучшении состояния через 3—4 месяца утренний прием масла прекращается.

Контроль осуществляется по самочувствию, анализу крови (1 раз в месяц). Ежедневный контроль — по цвету мочи. При потемнении мочи перейти на разовый прием масла. Нормальное содержание глюкозы в крови 3,38—5,55 ммоль/л.

В течение первого этапа осуществляется ликвидация скрытых воспалительных процессов, а также улучшение функций сердца, почек, печени и других органов. Специальной задачей является постепенное уменьшение приема инсулина. Поскольку дыхание, как правило, осуществляется вечером, то уменьшение приема инсулина сначала начинается вечером, затем последовательно продолжается вечером—утром, утром—в полдень и, наконец, в полдень, т. е. до полного отказа от инсулина. Первый этап длится около двух месяцев. При этом осуществляется переход на жизнь без инсулина или его количество уменьшается в 2—4 раза. В период лечения следует поддерживать концентрацию глюкозы в пределах нормы. Для этого следует стабилизировать суточный распорядок. Рекомендуется учитывать в дневнике данные о режиме дыхания, приеме масляной эмульсии, инъекциях инсулина, содержании глюкозы. Коррекция приема инсулина осуществляется на основании наблюдений и выявленных закономерностей.

Второй этап — постепенный отказ от инсулина, восстановление функциональной полноценности эндокринной системы и переход на обеспечение организма собственными гормонами. Постепенно наращивается время дыхания. После освоения аппаратного эндогенного дыхания следует также продолжать увеличивать время дыхания, контролируя по самочувствию обеспеченность сурфактантом. Увеличенный объем занятий ускоряет лечение болезни. После освоения безаппаратного эндогенного дыхания ежедневно объем занятий может увеличиваться на 5 минут. А общее время лечебного дыхания следует довести до 2—3 часов. Второй этап может продолжаться от нескольких месяцев до нескольких лет, в зависимости от функциональных возможностей разных людей. Глюкоза потребляется в биохимических реакциях. Это называется клеточным дыханием. Но при обычном дыхании около 90% клеток находятся в состоянии гипобиоза, т.е. практически не потребляют глюкозу. Как разбудить эти клетки? Только посредством электронного возбуждения, которое осуществляют эритроциты. При дыхании на тренажере количество энергонесущих эритроцитов возрастает более, чем в 10 раз. Уже через пять минут дыхания количество клеток, потребляющих глюкозу, увеличивается в такой же пропорции. Каждая из них в течение занятия постепенно наращивает мощность потребления глюкозы. Но, благодаря созданному энергетическому потенциалу, клеточное дыхание продолжается еще несколько часов после занятия. Излечиться от диабета с помощью дыхательного тренажера гораздо легче, чем удерживать жизнь с помощью лекарств.

НЕВРОЛОГИЯ

Вегетососудистая дистония.

Мигрень.

Лечение: стандартное тренажерное дыхание. Пациенты с вегетодистониями, церебральными «ангиоспазмами», мигренью обычно легко осваивают методику дыхания, быстро получают значительное улучшение. Эффект дыхательной гимнастики зависит от усиления транспортной системы крови за счет биохимической корректировки и косвенно за счет усиления сердечно-сосудистой системы.

Рассеянный склероз.

Миастения.

Лечение: стандартное тренажерное дыхание. Масляная эмульсия. Улучшения наблюдаются через 1,5—2 месяца. Излечивание осуществляется постепенно, по мере освоения эндогенного дыхания и увеличения продолжительности занятий.

При подобных тяжелейших заболеваниях нервной системы дыхательная гимнастика на ТДИ-01 помогает пациентам поддерживать в хорошем состоянии соматические функции, стабилизировать уже ослабленные функции нервной системы. Респираторный тренинг на ТДИ-01 эффективен как способ, устраняющий многие негативные последствия гиподинамии при таких тяжелых состояниях, как рассеянный склероз, миопатия, миастения, посттравматические поражения позвоночника, спинного мозга, головного мозга, после инсультов.

Логоневроз

Стандартное тренажерное дыхание. Коррекция дыхательного процесса традиционно используется логопедами, фонопедами. Очевидно, что хорошие показатели ПДА, способность длительно (10—30 сек. и более) выдыхать позволяют эффективно проводить коррекцию нарушений речи и неврологических реакций.

Судорожный синдром, эпилепсия, неврозы, шизофрения, подавленное состояние, слабоумие

Лечение: это болезни, обусловленные поражениями микрососудов, капилляров и недостаточным энергообеспечением нервных клеток. Дыхание на тренажере позволяет решить такие проблемы. Главное — правильно и системно организовать занятия. Рекомендуется стандартный вечерний вариант. Продолжительность занятия постепенно (прибавлять по 1 минуте ежедневно) доводится до 60 минут. После освоения техники дыхания сидя, например, через неделю, целесообразно заниматься лежа на спине с поднятыми на 35—40 см ногами (на подушке).

Через полтора месяца рекомендуется применить комбинированный метод с приемом растительного масла (согласно методике при лечении сахарного диабета) за 5 минут до занятия по дыханию и приемом раствора гидроперита с зеленым чаем.

В реабилитации таких больных дыхание на ТДИ-01 эффективно дополняет известные методы лечения. Необходимо регулярное наблюдение невропатолога и врача по дыхательной гимнастике, медленное увеличение режима дыхания (объем воды, время дыхания). Для таких больных желательно рекомендовать медленный вдох в 2—3 порции (до 4 сек.), возможна небольшая пауза на вдохе (2—4 сек.). Необходимо помнить, что вдох оказывает на головной мозг активирующее, возбуждающее действие, а выдох — тормозящее, седативное.

Уменьшение доз противосудорожных препаратов возможно при условии повышения ПДА, улучшения состояния пациента и данных функциональных исследований. Прекрасно лечатся неврозы страха, подавленное состояние, замедленное развитие, болезни Альцгеймера и Паркинсона, эпилепсия и другие психические заболевания и расстройства. Принцип прост: дыхание восстанавливает сосудистое русло и энергетические параметры клеток пораженных зон головного мозга.

ОНКОЛОГИЯ

Лечение рака, опухолевых и других заболеваний с использованием дыхательного тренажера Фролова и эндогенного дыхания.

Общие сведения

Настоящие рекомендации могут быть использованы для профилактики и лечения рака, доброкачественных новообразований, сердечно-сосудистых заболеваний, бронхиальной астмы, хронического бронхита, аллергии, псориаза, кандидоза, болезней печени, почек, эндокринных желез, бесплодия, импотенции, артрита, остеохондроза, туберкулеза, рассеянного склероза, вирусных и других заболеваний, а также при ослабленном здоровье.

Как известно, онкологические заболевания относятся к категории противопоказаний к применению ТДИ-01.

Это произошло потому, что ни в период клинических испытаний в 1989, 1995 гг., ни в последующие годы после издания приказа № 311 МЗ РФ в 1995 г. не проводились специальные исследования о влиянии респираторного тренинга на ТДИ-01 на характер и течение онкологических заболеваний. Для пациентов, имевших или имеющих онкологические заболевания, данная методика может приниматься только как часть процесса реабилитации при условии соблюдения всех рекомендаций онколога, только после добровольного, осознанного принятия пациентами решения о проведении дыхательной гимнастики на ТДИ-01. Вам предлагается авторская методика В.Ф. Фролова, которую он успешно использовал при лечении онкологического заболевания у себя (рак прямой кишки).

Официально клинические испытания предлагаемого комплекса лечебных средств по лечению рака и других заболеваний не проводились. Поэтому применение рекомендаций является личным делом каждого человека.

Вместе с тем на современном уровне представлений об онкологических заболеваниях указанный метод представляется наиболее прогрессивным методом лечения рака. С его помощью полностью излечены рак печени (гематома 75×80 мм), рак молочной железы, тяжелая форма рака слепой кишки, терминальная форма рака легкого с метастазами в бронхах и лимфоузлах и др. Время лечения составило от 12 до 18 месяцев. Имеются наблюдения положительной динамики лечения других форм рака в срок 8—12 месяцев.

Метод является универсальным для лечения различных опухолевых заболеваний и реализуется решением следующих задач:

- **первая** — радикально повысить активность здоровых клеток и иммунной системы;
- **вторая** — обеспечить повышенное содержание в тканях кислорода и эффективный обмен;
- **третья** — обеспечить повреждение опухолевых клеток и таким образом повысить реакцию на их уничтожение со стороны иммунных клеток;
- **четвертая** — предотвратить появление и рост новых раковых клеток.

Указанные задачи решаются в результате дыхания на тренажере с одновременным приемом раствора гидроперита и масляно-спиртовой эмульсии.

Условия лечения конкретных заболеваний должны быть согласованы с автором.

Характеристика организма больного раком

При обучении дыханию множества людей показано, что до 95% раковых больных имеют недостаточное и нерациональное дыхание.

Первоначальная продолжительность дыхательного акта у большинства из них 6–12 сек., что ниже среднего показателя. *Слабое дыхание обуславливает низкую энергетику организма, для которого присущи иммунодефицит, тканевая гипоксия, неудовлетворительный обмен.* В организме, таким образом, созданы все условия для возникновения и развития опухолей.

По нашим наблюдениям, при слабом дыхании снижена устойчивость к таким заболеваниям, как астма, бронхит, пневмония, туберкулез, диабет, аллергия, псориаз, пародонтоз, мигрень и др. *Слабое дыхание потенцирует преждевременное старение организма.*

Новое дыхание разрушает опухоли

Дыхание на тренажере радикально повышает клеточную энергетику и обеспечение тканей кислородом, создает эффективный обмен и высокоактивную иммунную систему. Даже у слабых людей через 15–20 дней организм оказывается способным активно противодействовать раковой опухоли.

Дыхание через эритроциты крови стимулирует в мембранах клеток процессы свободно-радикального окисления ненасыщенных жирных кислот (СРО НЖК). В зависимости от продолжительности дыхания мембраны, а следовательно, и сами клетки могут разрушаться или оставаться целыми.

Опухолевые клетки оказались неспособными выдерживать активный процесс СРО НЖК. Практика показывает, что ежедневное 15—20-минутное дыхание сдерживает развитие опухоли, а 25—30-минутное дыхание ведет к поражению раковых клеток. Иммунные клетки прежде всего атакуют поврежденные злокачественные клетки (хемотаксис). При этом? во-первых, размножение раковых клеток сдерживается высоким содержанием в тканях кислорода; во-вторых, дыхание и прием гидроперита организуется вечером и совпадает с фазой деления (размножения) раковых клеток, что ведет к их немедленному поражению.

Прием гидроперита обязателен при лечении рака

Работами доктора Донсбаха и других ученых показана возможность лечения кандидоза, артрита, рака, вирусных и других заболеваний с использованием перекиси водорода. Прием перекиси оказывает мощное реабилитирующее воздействие на печень. При дыхании на тренажере безопасность и эффективность метода обеспечиваются при **приеме внутрь раствора гидроперита (концентрация перекиси 0,07%)**. Раствор выпивается в течение одной-двух минут. Гидроперит полностью растворяется в 30—40 г чистой воды, а затем смешивается с раствором. Температура раствора 20 °С.

Дозировка гидроперита на один прием от 0,2 г до 1 г, из расчета 0,1 г на 10 кг массы тела. Растворение гидроперита: 0,1 г на 50 мл (не менее!) раствора. Растворы готовятся с применением свежезаваренного зеленого чая (из расчета: 1 чайная ложка заварки на 250 мл воды), отвара шиповника (0,5 л плодов на 2,5 л воды, кипятить 10 минут, растолочь, настоять 4—5 часов), настойки чеснока. Соотношение: 1 кг чеснока (провернуть на мясорубке), 1,1 л спирта и 0,9 л воды. Настоять (перемешивая) в тепле (30—38 °С) 21 день, отжать на двух слоях марли. Доза на прием: 2 мл на 10 кг массы тела. При прекращении обострений вечерняя доза постепенно увеличивается в 1,5 раза.

Рекомендуется начинать прием с раствора зеленого чая (15—20 дней), а затем переходить на более эффективные растворы с шиповником и чесноком. Другие рекомендованные при отдельных заболеваниях фитопрепараты также следует принимать с гидроперитом.

При раке и других тяжелых заболеваниях принимать три раза в день натощак: *утром и в середине дня, пища не принимается в течение 1,5 часа до и после приема раствора; вечером — перед сном после дыхания, а при нарушении сна при приеме зеленого чая — за полчаса перед дыханием.* Прием гидроперита можно начинать через два-три занятия по дыханию и продолжать до полного излечивания болезни. При других заболеваниях и в качестве профилактики прием гидроперита осуществляется вечером и утром. Для компенсации выноса кальция диета должна содержать творог и сыры. **При полном прекращении занятий по дыханию прием гидроперита следует отменить.**

Растительное масло повышает энергетику

Еще выше поднять энергетику, иммунный статус, а также повысить насыщение тканей кислородом позволяет прием эмульсии **растительных масел,** имеющих высокое содержание жирных ненасыщенных кислот (НЖК). Получив от эритроцита энергетическое возбуждение, НЖК за счет СРО продуцирует электроны, кислород и другие вещества. Таким образом, масло повышает энергетику эритроцитов, которые в свою очередь осуществляют энергетическую накачку своих соседей-клеток иммунной системы и повышают уровень СРО НЖК, повреждающий раковые клетки.

Наш опыт показывает, что при низкой энергетике организма прием масла, не сопровождаемый дыханием, нередко оказывается малоэффективным. Более того, передозировка масла в этом случае может снизить иммунитет и усугубить состояние больного. Прием масла, сопровождаемый новым дыханием, всегда дает высокий эффект.

Дыхание и прием масляной эмульсии при опухолевых заболеваниях

Правила дыхания и приема эмульсии.
Сначала в строгом соответствии с Инструкцией по дыханию осваивается вечернее дыхание.

Вне занятий дыхание осуществляется «на одну треть», грудное дыхание запрещается (см. Инструкцию). Время вечернего дыхания постепенно доводится до 40 минут. При достижении устойчивого дыхания 40 минут через неделю осуществляется переход на дополнительное утреннее дыхание. Начинать с 5 минут, а затем ежедневно прибавлять по 1 минуте до 20 минут. С переходом на безаппаратное эндогенное дыхание суммарное время дыхания допускается постепенно увеличивать до 1,5 часа (1 час вечером и 30 минут утром) и более.

Эмульсия начинает приниматься через 2–3 занятия на тренажере, а при сердечно-сосудистых заболеваниях, гипертонии — через 20–25 дней при улучшении самочувствия и отсутствии противопоказаний. Эмульсия принимается 1 раз в день — за 2–5 минут перед вечерним дыханием. *При плохой переносимости эмульсия временно не принимается. Но проверка возможности ее приема повторяется через каждые две недели.*

Вечером после дыхания есть запрещается.

Контроль осуществляется по самочувствию и анализу крови (1 раз в месяц). Положительные изменения: повышаются гемоглобин, эритроциты; снижается СОЭ; отношение лимфоциты/сегментоядерные нейтрофилы — выходит на уровень 0,5–0,8.

МЕТОД ЛЕЧЕНИЯ РАКА

Основные элементы метода:
а) дыхание на тренажере, в дальнейшем будем называть ДТ;
б) прием эмульсии подсолнечного масла и

40—45% спиртового раствора (допускается использовать водку) — в дальнейшем называем «масло».

В зависимости от массы пациента рекомендуется следующее соотношение масло/спирт:
- до 60 кг — 30/40 мл;
- до 70 кг — 35/45 мл;
- до 80 кг — 38/50 мл;
- более 80 кг — 40/55 мл.

Порядок приготовления и приема масляной эмульсии

Состав эмульсии: используется светлое подсолнечное масло и 40—45%-ный раствор спирта (96%-ный спирт разводится с водой в соотношении 1:1,4). При отсутствии спирта используется водка. Вместо водки допускается использовать 40—45%-ные горькие настойки («Охотничья», «Кубанская» и др.), бренди. *При возможности подсолнечное масло заменяется на льняное, эффективность которого выше.* Применение других масел не рекомендуется. В бутылочку с делениями заливается масло и спирт в соответствии с п. 1.1. настоящей инструкции, затем бутылочка плотно закрываются пробкой и энергично встряхивается до равномерной эмульсии (200—250 *резких движений руками*). Смесь сразу выливается в рот и глотается.

Для усиления иммунитета рекомендуется на **0,5 л спирта** или водки добавить один из компонентов: **настойка стручкового перца — 5—10 мл, черный молотый перец — 5—10 г, в зависимости от остроты перца.** Он засыпается в бутылку (0,5 л), которая нагревается 2 часа в воде до 40–45 °C и периодически взбалтывается; имбирь — 2–3 г, используется как дополнение к обоим вариантам). *Через сутки экстракт готов к употреблению.*

Не рекомендуется:
- **использовать в питании сладкие продукты**, состоящие из рафинированных углеводов, включая мед, молоко, белый хлеб, макароны и др., а также другие продукты, которых следует избегать людям с вашей группой крови;
- **холодные обливания, жаркие бани, парные, горячие ванны, грязи, избыточное солнечное облучение;**
- работа с одышкой, физические нагрузки (пульс выше 100 уд./мин.), стрессы, напряжения.

Рекомендуется:
- **использовать в питании, если это соответствует группе крови,** зелень, лимоны, грейпфруты, мандарины, томаты (томатную пасту), яблоки, свежие овощи (ежедневно лук или чеснок), грецкие орехи, семена подсолнечника, грубый зерновой хлеб, отруби, растительное масло, морскую рыбу, гречневую и овсяную каши, биокефир (200–250 г ежедневно); соевые продукты, зеленый чай. Ежедневно принимать перед сном стандартный комплекс витаминов и микроэлементов, обращая внимание на наличие цинка, витамина B_6 и 100 мг витамина C.

- выполнять легкую работу, ходить пешком 15—30 минут;
- ежедневно опорожнять (один раз) кишечник;
- обеспечивать тепловой комфорт, избегать охлаждения и простуды.

Предупреждения

Лечение рака желудка, кишечника и молочной железы может сопровождаться неконтролируемыми кровотечениями, создающими угрозу жизни. При появлении кровотечений делается перерыв на 2—3 дня в приеме эмульсии и гидроперита. Дыхание осуществляется в обязательном порядке.

При повышении температуры до 38ºC снижать ее искусственно не рекомендуется, если нет проблем с сердцем и головным мозгом. В таком состоянии опухоль разрушается наиболее активно. Время дыхания уменьшается до 30 минут. Прием гидроперита и эмульсии продолжается в полном объеме. Особое внимание обращается на прием пищи и жидкостей, чтобы не «запечь» кишечник.

Длительный прием эмульсии прежде всего с льняным маслом может привести к нарушению слизистой кишечника, что проявляется светлым (детским) калом. Прием эмульсии прекращается до восстановления (светло-коричневого цвета) кала. В дальнейшем следует 1—2 месяца принимать эмульсию с подсолнечным маслом.

Особенности метода

Указанные рекомендации также распространяются на лечение названных и других неопухолевых заболеваний с учетом следующих особенностей. Прием гидроперита проводится утром и вечером. Прием масляной эмульсии проводится через один-два месяца занятий на тренажере только в вечернее время.

При астме, бронхите и других заболеваниях, сопровождающихся обструкцией, начинать дыхание следует с **10** минут. Прием гидроперита обязателен. Время дыхания увеличивать постепенно, через 2 дня — 1 минуту. В первые недели занятий больные должны иметь препараты для ликвидации обструкции. Грудное дыхание запрещается круглосуточно.

При сердечной недостаточности и нарушении ритма сердца дыхание до полного выздоровления осуществляется при минимальном количестве воды в тренажере (левая графа «до 6 сек.» Инструкции по дыханию)

Для быстрого и успешного лечения **кандидоза, герпеса, гепатита и СПИДа** следует **обязательно принимать гидроперит.**

АКУШЕРСТВО И ГИНЕКОЛОГИЯ

Как показывает опыт кафедры акушерства и гинекологии ГИДУВ г. Новокузнецка, дыхательная гимнастика на ТДИ-01 эффективна в реабилитации женщин с патологическим климаксом. Применение метода эндогенного дыхания позволяет значительно улучшить состояние здоровья у женщин с тяжелым течением климакса: улучшается сон, настроение, прекращаются вегетативные реакции (через 3—5 недель), частота «приливов» (до 6—8),что позволяет значительно уменьшить дозу гормонов и других препаратов. В основной группе больных наблюдались пациентки с миомой матки (малых размеров) и гиперплазией эндометрия: ухудшения состояния этих больных не отмечалось.

Активация иммунной системы, улучшение микроциркуляции позволяют включить дыхательную гимнастику на ТДИ-01 в комплекс мер при таких сложных заболеваниях, как хронический аднексит, эрозия шейки матки.

Имеются отдельные положительные наблюдения о применении этого метода в реабилитации женщин с эндометриозом.

Дыхание на тренажере удивительно благоприятно отражается на женской половой сфере. Есть примеры, показывающие, что новое дыхание не только восстанавливает детородную функцию, утраченную естественным образом, но и омолаживает организм.

Дыхание на тренажере позволяет в самой полезной форме использовать собственные гормоны. А высокий уровень энергетики и сверхактивная иммунная система обеспечивают надежную защиту организма от рака и других болезней. В этих условиях энергия, которую привносят в организм дополнительно продуцируемые половые гормоны, будет использована на реабилитацию тканей и их омоложение.

Миомы, кисты, полипы. Имеются различные примеры, когда указанные новообразования постепенно рассасываются. Такой же результат наблюдается при **мастопатии**. Для повышения эффекта лечения за 3 минуты до занятий рекомендуется принимать масляную эмульсию.

Аналогичный режим должен соблюдаться при лечении **остеопороза**. Известно, что при низкой энергетике организма металлы практически не усваиваются. Можно применять самые концентрированные кальциевые диеты, но это только видимость лечения. Дыхание резко повышает энергетику, и усвоение кальция резко возрастает. В данной ситуации предпочтительнее принимать продукты, которые в сочетании с новым дыханием обеспечивают высокий эффект. Это рыбные консервы: сайра, лосось. Здесь кальций костей рыбы находится в легко усваиваемой форме и совместно с ценными жирами и белками.

Женщины часто обращаются в связи с заболеваниями **щитовидной железы**. Лечение щитовидной железы дыханием проводится в режиме, рекомендуемом для опухолевых заболеваний. Эффект оздоровления обеспечивается независимо от состояния опухолевого процесса и типа гормональных нарушений.

Эндометриоз среди гинекологических заболеваний находится на третьем месте после воспалительных процессов и миомы матки. Он до сих пор остается загадкой для врачей и ученых. Дыхание обеспечивает реабилитацию тканей эндометрия и создает высокоактивную иммунную защиту. Это позволяет преодолеть болезнь при самых тяжелых поражениях и обеспечить надежную профилактику эндометриоза.

Важным и ответственным для женщин является климактерический период. Дыхание позволяет без издержек войти в новый период жизни. В.Ф.Фролов рекомендует женщинам освоить эндогенное безаппаратное дыхание до 30—35 лет, т.е. задолго до предполагаемого климакса. Старение организма резко замедлится. Срок наступления климакса может увеличиться в полтора-два раза. И нет причин ожидать в дальнейшем неприятностей, которые сопровождают климакс и постклимактерический период жизни.

Некоторые женщины страдают от грибков, герпеса, хламидий. И здесь дыхание эффективно. Активизированные за счет нового дыхания клетки иммунной системы вытесняют грибки на поверхности слизистых и кожи. Но иммунные клетки активны при контакте с кровью, которая питает их энергией. Их возможности, особенно на поверхности кожи, ограниченны. Поэтому при лечении дыханием **кандидоза**, особенно при устойчивых лишайных формах, рекомендуется применять противогрибковые препараты как внутрь, так и в виде мазей. Такое комбинированное лечение помогает эффективно избавиться от различных форм кандидоза.

При лечении генитального герпеса дополнительные средства не требуются, поскольку иммунная система при новом дыхании подавляет и контролирует вирус.

Хламидии и другие простейшие подавляются при дыхании иммунной системой. Одновременно для повышения эффекта лечения могут быть использованы средства, рекомендованные лечащим врачом.

При пористой коже и недостатке иммунитета угри неизбежны. Здесь главным косметологом является новое дыхание. Высокий иммунный статус практически исключает гнойнички на лице. А активная иммунная система путем контроля над ростом и размножением клеток позволяет снизить пористость кожи, улучшить ее цвет и упругость.

ПРОСТАТИТ, ИМПОТЕНЦИЯ

Простатит начинается с затруднения мочеиспускания, а заканчивается **аденомой предстательной железы**. Аденома еще не худший вариант, а событие с продолжением, без перспективы. Возможно хирургическое вмешательство, но операция не гарантирует благополучный исход. Аденома может переродиться в раковую опухоль. Вероятность такого события стремительно нарастает после 60 лет. Возможности реального излечивания болезни крайне ограниченны.

Люди начинают осваивать новое дыхание, наблюдают различные улучшения здоровья и одновременно проявляют нетерпение. Они хотят избавиться и от простатита и от сформировавшейся за долгие годы аденомы. Тем не менее новое дыхание быстро проявляет свои возможности. Жжение в мочеиспускательном канале, затрудненное мочеиспускание, авральные позывы в ночное время начинают отступать через одну-две недели. Проходит 1–2 месяца, исчезают боли, состояние нормализуется. Болезнь отступила, воспаление подавлено, но победа еще не одержана. Функция предстательной железы нередко остается ограниченной. Она продолжает оставаться в тисках аденомы. Опыт показывает, что первый этап лечения простатита нередко проходит через обострение, с повышением температуры и усилением болей.

В период обострения объем дыхания не уменьшается, а масляная эмульсия и раствор гидроперита принимаются в обязательном порядке. Последующий этап лечения должен обеспечить регрессию (деградацию, разрушение) сформировавшейся опухолевой структуры. Опыт показывает, что возможности полного излечивания болезни у людей могут сильно отличаться. Одному хватило четыре месяца, а другой дышит год, но аденома, хотя и в уменьшенных размерах, диагностируется. За это время освоено эндогенное дыхание, оно преобладает в суточном режиме, и требования к собственному здоровью выросли на порядок. Человеку уже под семьдесят, а он рассуждает: у меня все должно быть в лучшем виде и аденома, даже невзрачная, мне не нужна.

Тренировки в дыхании на тренажере и на прогулках должны постепенно наращиваться. Общее время дыхания доводится до 2—3 часов.

Главным занятием остается дыхание перед сном продолжительностью не менее одного часа. Непосредственно перед дыханием принимается масляная эмульсия, а после дыхания — раствор гидроперита с зеленым чаем. Прием эмульсии при простатите рекомендуется начинать спустя неделю после первых занятий на тренажере и до полного излечивания болезни. При устойчивых формах аденомы рекомендуется проводить энергетические интервенции. В течение месяца ежедневно утром после пробуждения и перед сном осуществляется прием масляной эмульсии с последующим часовым дыханием. Пища принимается только один раз в день в период с 14 до 15 часов. Увеличение времени ежедневных дыхательных тренировок проводится согласно рекомендациям, исключающим сжигание сурфактанта. Опытом установлено, что среднестатистический мужчина со временем может выйти на безопасное дыхание в тренажерном режиме в течение 12 часов. Но это осуществляется только после освоения безаппаратного эндогенного дыхания и только путем постепенного наращивания объема дыхания в суточном режиме.

Технология, дающая эффект восстановления потенции для старших контингентов, обладает более высоким потенциалом для людей молодого и среднего возраста.

Причины возникновения половых расстройств весьма разнообразны. Напряженная работа, стрессы, неудовлетворительный режим питания, недостаточный сон сами по себе создают благоприятный фон для ослабления организма и снижения полового влечения.

Известно, как эффективно действует новое дыхание на организм. Лечатся заболевания, снижается действие стрессов, укрепляется нервная система и психика, улучшается сон, лучше усваивается пища. Таким образом, дыхание обеспечивает профилактику и лечение половых расстройств через реабилитацию и усиление кровотока в половых органах.

У мужчин со слабым дыханием угасание половой функции происходит значительно раньше. У них быстрее поражаются кровеносные сосуды, в том числе сосуды половых органов. Подавляющая часть мужчин уже с молодых лет должна проявлять заботу о сохранении здоровья и полноценности половой функции. Это наиболее эффективно достигается благодаря эндогенному дыханию. Других способов человечество пока не придумало.

Основные ошибки больных (и причины «осложнений»)

1. Произвольно дозируют объем воды, заливаемой в тренажер: «на глазок», ложками. Нужно использовать шприц или мерный стакан.

2. Нерегулярно занимаются, в разное время суток. Нужно дышать через 3–4 часа после «легкого» ужина, перед сном.

3. После дыхательной гимнастики принимают пищу, много, активно двигаются. Прием пищи после дыхательных тренировок разрешается больным с нарушениями углеводного обмена (диабет, гипогликемия). Активная физическая работа — после ночного отдыха.

4. Преждевременно увеличивают время тренировок, ПДА — занимаются несколько раз в день (3–5). Таким образом вызывают дыхательный, респираторный стресс и нарушения в функции отдельных органов и систем. Необходимо постепенно увеличивать продолжительность занятий и ПДА, соблюдая правило: «Через силу, через «не могу» не дышать».

5. Преждевременно снижают, отменяют дозы лекарств после систематического приема. Это может делать только врач после обследования.

6. Преждевременно увеличивают физические нагрузки (после инфаркта).

7. Недостаточно внимательны к коррекции диеты. Следует адаптировать питание к потребностям организма на фоне «эндогенного дыхания».

Дополнительные методические рекомендации

Во время респираторного тренинга иногда возникает потребность откашляться, освободить полость рта от слюны. Поэтому возможны перерывы на 30–60 сек., во время которых пациент вынимает мундштук для того, чтобы откашляться, сплюнуть или сглотнуть слюну.

В начале выдоха воздух как бы «выдувается» щеками (щеки слегка раздуваются), живот активно поджимается в конце выдоха только легким активным усилием мышц или рукой. При беременности живот подтягивается только усилием мышц, давление рукой на живот не проводится. При поджатии живота рукой ладонь (кулак) помещается под пупок и выполняется легкое давление в направлении снизу вверх, к пупку. В конце выдоха давление руки прекращается. Наблюдения за пациентами показывают, что чем лучше выполнено поджатие живота в конце выдоха, тем лучше, эффективнее выполняется вдох.

Если на гипоксическом этапе при порционном дыхании в перерыве между микровыдохами, во время выполнения «толчка» животом происходит подсос воздуха через нос, необходимо продолжать занятие, отключая нос от дыхания пальцами. Если во время выполнения этого движения происходит подсос воздуха через тренажер, то следует мягко выталкивать живот.

В этих случаях поджатие живота выполняется с умеренным усилием мышц (или с умеренным давлением руки), нежелательно максимальное втягивание живота в течение 3—5 недель тренировок. Такая тактика дыхательных движений позволяет исключить нежелательные последствия со стороны органов брюшной полости.

Возможны перерывы в занятиях на 1—3 дня (по объективным причинам).

Ингалятор-тренажер индивидуальный ИТИ

Методика дыхания на ИТИ практически не отличается от ТДИ-01. Единственным значительным отличием является объем заливаемой в тренажер ИТИ воды. Опытные эндогенники легко могут определить, что сопротивление выдоху, аналогичное 9—10 мл воды, залитой в ТДИ-01, для ИТИ получается при объеме залитой воды около 30 мл. Это связано с конструкторскими особенностями нового тренажера. То есть описанную выше авторскую методику дыхания В. Фролова для ТДИ-01 можно в полном объеме применять для ИТИ, лишь увеличив объем заливаемой воды до 30 мл. Положительный эффект дыхания с сопротивлением можно получить лишь тогда, если сопротивление выдоху соответствует возможностям организма дышащего человека. А так как все мы разные, то и оптимальное сопротивление выдоху у нас может значительно разниться. Поэтому, начав дышать при 30 мл воды, залитой в ИТИ, по мере тренировок можно постепенно увеличивать этот объем, если при этом не будет наблюдаться ухудшения самочувствия и объективных показателей здоровья. В процессе консультаций с врачами, участниками 2-й Международной конференции «Метод эндогенного дыхания», занимающимися тренировками дыхания в различных городах России, я выяснил, что этот объем для тренированных людей может достигать величины 40 мл. Аппарат ИТИ поступил в продажу всего несколько месяцев назад, поэтому рекомендации по методике дыхания на нем могут изменяться по мере накопления новых знаний.

В приложенных к ИТИ методических рекомендациях по применению ингалятора-тренажера индивидуального вы не найдете упоминания об эндогенном дыхании, которое можно освоить с помощью рекомендаций, изложенных в этой книге. Основной режим дыхания на ИТИ — «Легкое дыхание». Этот режим для новичков ничем не отличается от фроловской методики. Вдох через нос и выдох ртом через ИТИ, с постепенным увеличением его продолжительности. Нагрузка в этом случае идет в основном за счет наращивания времени дыхания. Чуть медленнее увеличивается длительность выдоха и еще медленнее наращивается сопротивление дыханию (объем заливаемой в тренажер воды). Через 1–2 месяца, если нет никаких негативных проявлений, можно начинать тренировать вдох ртом. По мере тренированности организма можно будет полностью отказаться от вдоха носом и делать вдох и выдох ртом через аппарат.

Какие преимущества дает такой режим дыхания? Во-первых, вдох через ИТИ позволяет снизить содержание кислорода во вдыхаемом воздухе и создать гипоксический режим, имеющий ярко выраженный тренировочный и лечебный эффект. Он активизирует восстановительные процессы в организме и повышает его устойчивость к неблагоприятным факторам.

Повышение концентрации углекислого газа во вдыхаемом через аппарат воздухе также оказывает сильное тренирующее и стимулирующее влияние на организм, аналогичное гипоксии.

Сопротивление дыханию на выдохе является сильным тренирующим фактором, улучшающим кровообращение в легочных сосудах и в большом круге кровообращения. При этом хорошо тренируются дыхательные мышцы, уменьшается спазм, сужение мелких бронхов, улучшается бронхиальная проходимость.

С помощью микровибрации воздуха в замкнутом пространстве тренажера и дыхательной системы осуществляется микромассаж бронхов и бронхиол. Так как отверстия внутреннего контейнера ИТИ имеют неодинаковый размер, при продавливании воды через его сетчатое дно образуются пузырьки воздуха разного диаметра. Это способствует микромассажу большего числа бронхов и бронхиол разного калибра.

Объем аппарата, через который человек дышит, образует дополнительное дыхательное пространство (ДДП). Это способствует формированию режимов гипоксии-гиперкапнии, что оказывает положительное влияние на функциональные возможности кардио-респираторной системы, улучшает переносимость физической нагрузки и восстановление после нее.

Сопротивление дыханию на вдохе способствует увеличению силы и выносливости дыхательных мышц, улучшению аэробной выносливости. Этот режим дыхательных тренировок является надежным и естественным способом повышения физиологических резервов организма даже у спортсменов.

Порядок приготовления и приема масляно-спиртовой смеси

Используется нерафинированное светлое подсолнечное масло и 40%-ный спирт (96%-ный спирт разводится в соотношении 1 : 1,4). При отсутствии спирта используется водка или самогон. Следует заметить, что спиртовые растворы предпочтительнее водки, поскольку последняя содержит смягчители — сахара, блокирующие эндотелиальные клетки сосудов. В бутылочку с делениями заливается 30 мл масла и 35 мл 40%-ного спирта, водки или самогона, закрывается пробкой и энергично встряхивается до равномерной эмульсии в течение 2 минут (100—120 резких движений руками). Смесь выливается в рот и сразу глотается. Для положительного влияния на иммунную систему в 40%-ный спирт, водку или самогон добавляется аптечный экстракт элеутерококка — 50 мл на 0,5 л спиртного.

Если спиртное противопоказано, существует второй способ введения масла в организм. Он менее эффективен, чем первый.

Порядок приема растительного масла

В этом случае вместо приема эмульсии рекомендуется сосать чистое подсолнечное масло: **утром**, непосредственно после пробуждения и санации полости рта (вместо зарядки), за час до обеда и за полчаса перед вечерним дыханием. Продолжительность процедуры — 20 минут. Растительное масло в количестве около одной столовой ложки держится в передней части рта, сосется как леденец или мятная пастила. Языком периодически совершаются движения для перемешивания и обмена. **Глотать масло ни в коем случае нельзя!** Процедура проводится без напряжения 20 минут. Сначала масло делается густым, затем жидким и постепенно белеет. Обычно в жидкость выделяются из тканей бактерии, вирусы. Поэтому по окончании процедуры масло следует **выплюнуть**.

Порядок использования ТДИ-01 в качестве ингалятора

Для проведения ингаляций используется банка емкостью 0,5 л., в которую заливается 100 мл воды (температура 60°С), в банку помещается тренажер без крышки для стакана. В стакан тренажера залейте 20 мл раствора для ингаляции. Банка закрывается крышкой для наружного контейнера. Во время ингаляции выполняется обычный вдох и выдох ртом через воду. Нос можно не закрывать. При выборе процедуры необходимо иметь в виду: полезный тренажерный эффект дыхания, как правило, намного выше ингаляционного воздействия.

Трехуровневая лечебная пирамида

Наша технология начинается с обычного дыхания на тренажере. И первые успехи были достигнуты именно таким образом. Сегодня сотни тысяч россиян осваивают именно этот первый и главный уровень лечебной пирамиды. В этом случае успех достигается при лечении многих широко распространенных заболеваний. Противопоказаний не может быть принципиально. Ведь результатом дыхания являются умножение энергетических ресурсов, улучшение обеспечения тканей кислородом, снижение уровня свободных радикалов, прекращение поражения сосудов, повышение иммунитета и эффективности обмена.

Перечень заболеваний, которые могут быть излечены на первом уровне (дыхание).

Сердечно-сосудистые заболевания: стенокардия, аритмия сердца, миокардиодистрофия (дистрофия сердечной мышцы).

Заболевания сосудов головного мозга.

Заболевания периферических сосудов, облитерирующий эндартериит, тромбофлебит, расширение вен, геморрой.

Гипертония и гипотония.

Бронхиальная астма.

Хронический обструктивный бронхит.

Пневмосклероз.

Эмфизема легких.

Бронхопневмония.

Бронхоэктазы.

Язвенные болезни желудка и 12-перстной кишки.

Диабет инсулинонезависимый.

Пиелонефрит, гломерулонефрит.

Аллергия, псориаз, нейродермиты.

Артрит ревматоидный, артроз.

Пародонтоз.

Ларингит.

Гайморит.

Фронтит.

Бесплодие, импотенция, фригидность.

Ожирение.

Синдром хронической усталости.

Нарушение сна.

Чувство беспричинного страха.

Апатия.

Алкоголизм, курение, наркомания.

Восстановление, реабилитация и предупреждение рецидива после перенесенного инсульта, инфаркта.

Защита от онкологических и других опухолевых заболеваний.

Люди, обладающие слабой энергетикой, а также имеющие застарелые хронические заболевания, могут не получить заметного улучшения здоровья при применении первого уровня лечебной пирамиды. Если в течение 2–3 недель нет положительной динамики течения болезни, то необходимо переходить на второй и третий уровни лечения.

На втором уровне к эндогенному дыханию добавляется прием раствора гидроперита (перекиси водорода) H_2O_2 с зеленым чаем.

На третьем уровне, кроме этого, включаются биологически активные добавки (БАД), способствующие повышению уровня иммунной системы и восстановлению микроциркуляции. В качестве БАД могут быть рекомендованы: отвар шиповника и спиртовая вытяжка чеснока.

Перечень заболеваний с указанием требуемого уровня лечения

- Онкологические заболевания — 3 ур. + химиотерапия, местное облучение.
- Метастазирующий рак — 3 ур. + химиотерапия.
- Опухоли щитовидной железы — 3 ур., при гипотиреозе — препараты йода.
- Бронхиальная астма и хронический обструктивный бронхит — 3 ур. + Минский колючий доктор.
- Диабет инсулинозависимый — 3 ур. + вакуум-терапия + аутобиоэнергетика + энергоинформационное воздействие.
- Вирусные заболевания, в том числе герпес и СПИД — 3 ур. + необходимая терапия.
- Грибковые заболевания — 3 ур. + терапия по необходимости.
- Остеохондроз, дискогенные заболевания позво-

ночника, ишиас, поражение мышц и периферических нервов — 3 ур. + местная вакуум-терапия.
- Остальные заболевания — три уровня лечебной пирамиды.

* * *

Подведем итоги. Применение технологии эндогенного дыхания и ее правильное сочетание с физическими нагрузками исключает поражение сосудов, повышает спортивную форму и способствует полной реализации возможностей спортсмена.

Эта технология позволяет в 1,5−2 раза снизить объем физических нагрузок при той же эффективности, защитить организм от поражения и более динамично улучшить результаты.

Освоение эндогенного дыхания позволяет заменить специальные сборы перед ответственными соревнованиями в условиях среднегорья обычными занятиями в условиях привычной тренировочной базы. То же самое относится и к тем случаям, когда эти соревнования проходят в разреженном воздухе, как это бывает в условиях высокогорного катка Медео.

При постоянном применении технологии эндогенного дыхания не существует проблемы акклиматизации при большой разнице часовых поясов.

Так как эндогенное дыхание другими словами является «вторым дыханием», которое можно включить в любой момент соревнований, то отпадает необходимость говорить о его важности для бегунов-стайеров.

Технология эндогенного дыхания снимает все проблемы с желудочно-кишечным трактом и непривычным питанием. Она обеспечивает эффективную работу пищеварения независимо от возникающих проблем и позволяет спортсменам снизить объем питания перед важными соревнованиями, что обеспечивает им более высокую спортивную форму.

Как обычным людям, так и спортсменам необходимо освоение эндогенного дыхания. Если первым это обеспечивает молодость, здоровье, долголетие и жизненный комфорт, то вторым, тем, кто стремится в чемпионы, эндогенное дыхание позволяет продлить жизнь в большом спорте, повысить результаты, снизить травматизм и повреждающее воздействие на организм высоких спортивных нагрузок.

Сегодня представляется очень важным как можно быстрее внедрить новую технологию в практику подготовки спортсменов. Для этого она должна войти в программы общеобразовательных и спортивных школ. Только в этом случае Россия вновь обретет статус спортивной державы — одного из мировых лидеров.

Трудно переоценить возможности использования технологии эндогенного дыхания в военном деле. И хотя непонимание реального механизма дыхания уже привело ко многим ошибкам при создании и эксплуатации средств жизнеобеспечения в авиации, космонавтике, военно-морском флоте и в других областях, об этом тем более стоит говорить. Потому что без понимания новых представлений о дыхании серьезные ошибки будут допущены и при разработке космического корабля, и подготовке экипажа для экспедиции на Марс.

Подготовка космонавтов с применением технологии эндогенного дыхания позволит снизить объем потребляемого ими кислорода более чем в 10 раз и значительно облегчит проблемы жизнеобеспечения экипажа. Не менее важную роль может сыграть эта передовая технология при подготовке кадров для подводного флота. Еще находясь в учебном экипаже, матрос субмарины вполне в состоянии освоить эндогенное дыхание. Освоение этой технологии всем экипажем подводной лодки позволит на порядок повысить его живучесть, если лодка в результате аварийной ситуации вынужденно ляжет на морское дно. В этом случае временные возможности спасения экипажа значительно расширятся.

В нынешних условиях борьбы с международным терроризмом часто приходится использовать подразделения спецназа и десанта в боевых операциях в горных условиях. При использовании технологии эндогенного дыхания в процессе подготовки таких бойцов учебные занятия можно проводить на равнине, а спецназовцы в любой момент могут вступить в бой в горах без адаптации к условиям высокогорья.

Овладев технологией эндогенного дыхания, человек может практически не делать глубоких вдохов в течение многих часов, обходясь мизерными подсосами воздуха. Кроме того, он заполнит пробел в своем образовании, пополнив армию людей будущего, для которых столетний жизненный потенциал далеко не предел.

Заключение

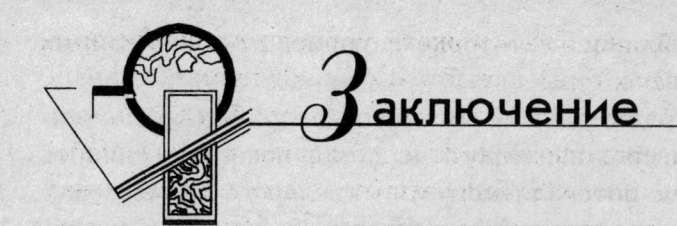

Заинтересовавшись оздоровлением с помощью правильного дыхания, вы сделали первый шаг. Увидели, что человечество на протяжении веков продвигалось в изучении данного вопроса и донесло до нас бесценный опыт поколений.

Неправильно думать, что оздоровительное дыхание — это только комплекс упражнений, хотя на первом этапе даже регулярные занятия, без особых психологических установок, принесут свои плоды. Но совсем иная награда ждет тех, у кого правильное дыхание изменит образ жизни. Перестройка дыхания невозможна без перестройки мышления, процесс этот медленный и постепенный. Но эти изменения сделают вашу жизнь ярче, наполнят радостью каждый день, приблизят к природе. Просыпаясь утром, вы не будете съеживаться в предчувствии долгого и трудного рабочего дня, а начнете его с улыбкой и уверенностью, что все получится. Освоив дыхание, вы сможете управлять своими эмоциями, которые зачастую мешают принимать верное решение и мыслить здраво. Мудрейшими мира сего неоднократно доказано, что все победы начинаются с победы над самим собой и над своими нелепыми мыслями. Это значит, нужна воля и терпение.

Укрепление воли — серьезная задача. Есть очень простое, но эффективное упражнение.

Лягте или займите удобную позу сидя. Как можно больше расслабьте мышцы, погрузившись в состояние полудремоты. Постарайтесь отключить мыслительные центры и дать таким образом своему мозгу полную свободу.

В голову будут приходить самые разные спутанные мысли, сменяться образы. Главная задача — не вмешиваться, предоставить мозгу эту разгрузку от перенапряженности. При выполнении упражнения дыхание само собой становится спокойным и поверхностным. Это упражнение следует выполнять ежедневно. Достаточно проснуться на пять минут раньше, посвятив это время своему телу, а затем спокойно встать — и ваш день начнется без стресса.

Главное, не ждите быстрого результата, чудесного исцеления после недели занятий. Так бывает только в рекламе. Излечить болезни так быстро не получится. Понадобятся глубокая вера, терпение и воля. Если вы готовы испытать себя — дерзайте!

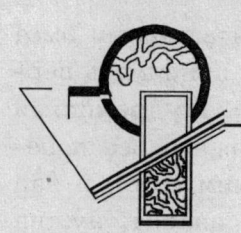

Содержание

Предисловие 3

Дыхание по Стрельниковой 9
Советы начинающим 16
Упражнение 1. «Ладошки» 19
Упражнение 2. «Погончики» 20
Упражнение 3. «Насос» 21
Упражнение 4. «Кошка» 22
Упражнение 5. «Обними плечи» 22
Упражнение 6. «Большой маятник» 23
Упражнение 7. «Повороты головы» 24
Упражнение 8. «Ушки» 24
Упражнение 9. «Маятник головой» 25
Упражнение 10. «Перекаты» 26
Упражнение 11. «Шаги» 27

Полное дыхание йогов 29
Упражнение «Оживляющее дыхание йогов» ... 34

Энергетическое дыхание Ниши 35
Что значит правильно дышать? 43
Как дыхание способствует здоровью? 47
Подготовительные упражнения 51
    Упражнение «Лодка» 51
    Упражнение «Кузнечик» 52

Упражнение «Осознание дыхания» 53
Нижнее дыхание 57
   Упражнение «Нижнее дыхание» 57
   Упражнение «Энергетическое брюшное
   дыхание» 59
   Упражнение «Полное дыхание» 60
Дыхание от всех болезней 64
Очистительное дыхание 65
   Упражнение «Очистительное дыхание» ... 65
   Упражнение «Контроль праны» 66

Дыхательная гимнастика «Бодифлекс» 69
Пять этапов дыхательной гимнастики
«Бодифлекс» 73
Упражнение 1. «Лев» 76
Упражнение 2. «Уродливая гримаса» 78
Упражнение 3. «Боковая растяжка» 79
Упражнение 4. «Оттягивание ноги назад» 80
Упражнение 5. «Сейко» 82
Упражнение 6. «Алмаз» 83
Упражнение 7. «Шлюпка» 83
Упражнение 8. «Кренделек» 85
Упражнение 9. «Растяжка подколенных
   сухожилий» 86
Упражнение 10. «Брюшной пресс» 87
Упражнение 11. «Ножницы» 89
Упражнение 12. «Кошка» 90

Метод «Оздоровительное дыхание» 91
Шейно-головная зона 105
   Упражнение «Нехочуха» 105
   Упражнение «Пила» 106
   Упражнение «Усы» 106

Упражнение «Воротник» 107
Упражнение «Карусель» 108
Средняя зона 109
Упражнение «Баттерфляй» 109
Упражнение «Крылья» 110
Упражнение «Ножницы малые» 110
Упражнение «Самохват» 111
Упражнение «Сигнальщик» 111
Упражнение «Метатель» 112
Упражнение «Мельница» 112
Упражнение «Плечики» 113
Упражнение «Переменные плечики» 113
Упражнение «Большие ножницы» 114
Упражнение «Кроль» 114
Упражнение «Кукарача» 115
Поясничная зона 116
Упражнение «Винт» 117
Упражнение «Качалка» 118
Упражнение «Ваза» 118
Упражнение «Закрутка» 119
Упражнение «Метроном» 119
Упражнение «Конькобежец» 120
Упражнение «Попеременные наклоны» 121
Упражнение «Животик» 121
Упражнение «Потягивание» 122
Половая зона 122
Упражнение «Ножные горизонтальные ножницы» 123
Упражнение «Велосипед» 123
Упражнение «Ножные вертикальные ножницы» 124
Упражнение «Складень» 125

Упражнение «Растяжка» 126
Упражнение «Уголок» 126
Упражнение «Махи» 127
Ножная зона 128
Упражнение «Приседание» 128
Упражнение «Цыпочки» 129
Упражнение «Перекат» 129
Упражнение «Выкручивание стоп» 130
Упражнение «Вытягивание стоп» 130
Упражнение «Скрюченные пальчики» 131
Упражнение «Круги носками». 131

Дыхательная гимнастика при лечении различных заболеваний 133
Аллергия 135
Ангина 140
Астма 142
Головная боль 143
Грипп 146
Заболевания желудочно-кишечного тракта 149

Целебное дыхание по Фролову 153
От отчаяния к надежде, от надежды
  к выздоровлению 155
Беседы с В.Ф. Фроловым 172
  Болезни лечит дыхание,
    или Феномен Фролова 172
  Беседа первая 173
  Беседа вторая 197
Как научиться правильно дышать
  на дыхательном тренажере Фролова 216
Учимся диафрагмальному дыханию 220
Трудная глава 221

Тренажер ТДИ-01 225
   Инструкция 1 225
      Эндогенный режим (аппаратный) 239
      Безаппаратное эндогенное дыхание 240
      Особенности занятий на тренажере
      при различных заболеваниях
      и для детей 243
      Факторы успеха 245
   Инструкция 2 по дыханию
   на тренажере ТДИ-01 247
      Гипоксический режим 247
      Эндогенный режим (аппаратный) 250
      Безаппаратное эндогенное дыхание 251
Сравнительный анализ инструкций 1 и 2
по дыханию на ТДИ-01 252
Лечение заболеваний с помощью ТДИ-01
и эндогенного дыхания 253
   Применение ТДИ-01 в пульмонологии 254
   Заболевания органов дыхания 254
      Астма бронхиальная. 254
      Очаговый туберкулез легких 260
   Применение ТДИ-01 в кардиологии 263
      Сердечно-сосудистые заболевания 263
      Гипертоническая болезнь 264
      Стенокардия 270
   Применение ТДИ-01 при различных
   соматических нарушениях 272
   Заболевания органов пищеварения 272
   Заболевания почек 273
   Кожные заболевания 274
   Обменные заболевания 274
   Заболевания опорно-двигательного
   аппарата 275

Сахарный диабет 276
Неврология 279
Онкология 282
Акушерство и гинекология 292
Простатит, импотенция 296

Основные ошибки больных
(и причины «осложнений») 299

Дополнительные методические
рекомендации 300

Ингалятор-тренажер
индивидуальный ИТИ 301

Порядок приготовления
и приема масляно-спиртовой смеси 304

Порядок приема растительного масла 305

Порядок использования ТДИ-01
в качестве ингалятора 305

Трехуровневая лечебная пирамида 306

Перечень заболеваний с указанием
требуемого уровня лечения 308

Заключение 312

Популярное издание

САМЫЕ ИЗВЕСТНЫЕ ЦЕЛЕБНЫЕ ДЫХАТЕЛЬНЫЕ МЕТОДИКИ: ПО СТРЕЛЬНИКОВОЙ, ФРОЛОВУ, НИШИ

Автор-составитель С. Дудниченко

Ответственный редактор *Н. Дубенюк*
Художественный редактор *П. Ильин*

Редакционно-издательские работы
выполнены ИП Сатанова В.А.

ООО «Издательство «Эксмо»
127299, Москва, ул. Клары Цеткин, д. 18/5. Тел. 411-68-86, 956-39-21.
Home page: **www.eksmo.ru**   E-mail: **info@eksmo.ru**

Оптовая торговля книгами «Эксмо»:
ООО «ТД «Эксмо». 142702, Московская обл., Ленинский р-н, г. Видное,
Белокаменное ш., д. 1, многоканальный тел. 411-50-74.
E-mail: **reception@eksmo-sale.ru**

По вопросам приобретения книг «Эксмо» зарубежными оптовыми покупателями обращаться в отдел зарубежных продаж ООО «ТД «Эксмо»
E-mail: **foreignseller@eksmo-sale.ru**

*International Sales: For Foreign wholesale orders, please contact International Sales
Department at* **foreignseller@eksmo-sale.ru**

По вопросам заказа книг «Эксмо» в специальном оформлении обращаться в отдел корпоративных продаж ООО «ТД «Эксмо» E-mail: **project@eksmo-sale.ru**

*Оптовая торговля бумажно-беловыми и канцелярскими товарами для школы
и офиса «Канц-Эксмо»:* Компания «Канц-Эксмо»: 142700, Московская обл., Ленинский р-н, г. Видное-2, Белокаменное ш., д. 1, а/я 5. Тел./факс +7 (495)
745-28-87 (многоканальный). e-mail: **kanc@eksmo-sale.ru**, сайт:
www.kanc-eksmo.ru

Полный ассортимент книг издательства «Эксмо» для оптовых покупателей:
В Санкт-Петербурге: ООО СЗКО, пр-т Обуховской Обороны, д. 84Е.
Тел. (812) 365-46-03/04. **В Нижнем Новгороде:** ООО ТД «Эксмо НН», ул. Маршала Воронова, д. 3. Тел. (8312) 72-36-70. **В Казани:** ООО «НКП Казань», ул. Фрезерная, д. 5. Тел. (843) 570-40-45/46. **В Самаре:** ООО «РДЦ-Самара», пр-т Кирова, д. 75/1, литера «Е». Тел. (846) 269-66-70. **В Ростове-на-Дону:** ООО «РДЦ-Ростов», пр. Стачки, 243А. Тел. (863) 268-83-59/60. **В Екатеринбурге:** ООО «РДЦ-Екатеринбург», ул. Прибалтийская, д. 24а. Тел. (343) 378-49-45. **В Киеве:** ООО ДЦ «Эксмо-Украина», ул. Луговая, д. 9. Тел./факс: (044) 537-35-52. **Во Львове:** ТП ООО ДЦ «Эксмо-Украина», ул. Бузкова, д. 2. Тел./факс: (032) 245-00-19. **В Симферополе:** ООО «Эксмо-Крым»
ул. Киевская, д. 153. Тел./факс (0652) 22-90-03, 54-32-99.

Мелкооптовая торговля книгами «Эксмо» и канцтоварами «Канц-Эксмо»:
117192, Москва, Мичуринский пр-т, д. 12/1. Тел./факс (495) 411-50-76.
127254, Москва, ул. Добролюбова, д. 2. Тел.: (495) 745-89-15, 780-58-34.

Подписано в печать 22.03.2007.
Формат 84×108 $^1/_{32}$. Печать офсетная. Бумага тип. Усл. печ. л. 16,8.
Тираж 8000 экз. Заказ № 729

Отпечатано в типографии
ОАО "Издательство "Самарский Дом печати".
443080, г. Самара, пр. К. Маркса, 201.